日本摂食嚥下リハビリテーション学会eラーニング対応

第3分野

摂食嚥下障害の評価 ―Ver.3

日本摂食嚥下
リハビリテーション学会 編集

医歯薬出版株式会社

編集（日本摂食嚥下リハビリテーション学会教育委員会「摂食嚥下障害の評価」担当.
＊同委員会委員長）

出江紳一＊：東北大学大学院医工学研究科リハビリテーション医工学分野教授
戸原　玄　：東京医科歯科大学歯学部附属病院摂食嚥下リハビリテーション外来，大学院医歯学総合研究科医歯学系専攻老化制御学講座摂食嚥下リハビリテーション学分野教授
尾﨑研一郎：足利赤十字病院リハビリテーション科

執筆者一覧（執筆順）

青柳陽一郎：藤田医科大学医学部リハビリテーション医学Ⅰ講座准教授
石井　雅之：福山リハビリテーション病院
加賀谷　斉：藤田医科大学医学部リハビリテーション医学Ⅰ講座教授
深田　順子：愛知県立大学看護学部教授
小山　珠美：NPO法人 口から食べる幸せを守る会理事長
戸原　玄　：東京医科歯科大学歯学部附属病院摂食嚥下リハビリテーション外来，大学院医歯学総合研究科医歯学系専攻老化制御学講座摂食嚥下リハビリテーション学分野教授
高橋　浩二：昭和大学歯学部スペシャルニーズ口腔医学講座口腔リハビリテーション医学分野教授
中山　渕利：日本大学歯学部摂食機能療法学講座准教授
野原　幹司：大阪大学大学院歯学研究科顎口腔機能治療学准教授
藤井　航　：九州歯科大学歯学部口腔保健学科多職種連携教育ユニット教授
太田喜久夫：藤田医科大学医学部ロボット技術活用地域リハビリ医学教授
木下　憲治：北海道医療大学病院歯科客員教授
武原　格　：東京都リハビリテーション病院リハビリテーション部長
柴田　斉子：藤田医科大学医学部リハビリテーション医学Ⅰ講座准教授
馬場　尊　：ふじあく医院
北住　映二：心身障害児総合医療療育センター
大野　友久：浜松市リハビリテーション病院えんげと声のセンター副センター長

This book was originally published in Japanese
under the title of：

NIHON SESSHOKU-ENGE RIHABIRITESHON GAKKAI I RANINGU TAIO
DAI 3 BUNYA SESSHOKU-ENGE SHOGAI-NO HYOKA BAJON 3
(Based on The Japanese Society of Dysphagia
Rehabilitation e-learning programs
"3. Evaluating Dysphagia" Ver. 3)

Editor：
The Japanese Society of Dysphagia Rehabilitation

ISHIYAKU PUBLISHERS, INC.
7-10, Honkomagome 1 chome, Bunkyo-ku,
Tokyo 113-8612, Japan

シリーズVer. 3発行にあたって

日本摂食嚥下リハビリテーション学会（以下，学会）の会員数は15,000人を超え，毎年1,000人以上のペースで増加している．認定士は3,000人を超える．それぞれの地域のニーズに対して未だ充足しているとはいえないにしても，このような普及は世界的にも例をみない．これは日本の医療者が「食」というQOLをいかに大切に扱ってきたかを反映していると思われる．

誰でもが最初は初心者である．教育-研究-臨床実践は一体であり，知識を実践し，疑問を研究に結びつけ，その努力が新たな知識を生みだす．摂食嚥下リハビリテーションという学際科学の発展は，30年前の初心者が地道に努力を続けてきた結果であることは間違いないが，そのような臨床家が集まり知見を交換する場を提供し，さらに教育コンテンツとして誰でもがアクセスできるようにした学会の意義は大きいと考える．

本書は，学会インターネット学習システム（eラーニング）の参考書である．令和元年度のeラーニング改訂にあわせて本書も改訂されることとなり，ここに上梓されるに至った．今改訂においても新たなコンテンツの作成にあたられた方々をはじめとして関係各位に感謝申し上げる．現在の学問と臨床の水準にあわせてそれぞれのコンテンツを改訂したことに加えて，概念を整理するために内容の移動など編集にも注意を払った．特に項目として新たにサルコペニア（第5分野）を立てたのは，高齢者の嚥下障害関連肺炎と摂食嚥下障害，およびサルコペニアの関連が注目されるとともに，その知見が集積されつつあることによる．

本書の内容は，摂食嚥下リハビリテーションの実践において多職種が連携するための共通言語である．学会認定士を目指す方はもちろん，すでに専門家として活躍されている方々が，周囲のスタッフを巻き込んで連携するための教育ツールとして活用することもできるだろう．本書が患者さんのために日々努力されている臨床家や教育者の役に立つことを願っている．

令和2年5月

一般社団法人日本摂食嚥下リハビリテーション学会
教育委員会委員長　**出江紳一**

シリーズVer. 2発行にあたって

本書は，日本摂食嚥下リハビリテーション学会インターネット学習システム（eラーニング）の参考書である．平成27年度のeラーニング改訂に合わせて本書も改訂されることとなり，ここに上梓されるに至った．これまで同学会認定制度の確立，eラーニングの立ち上げ，そして認定事業の継続と発展に携わってこられた関係各位に深く敬意を表する次第である．

いうまでもなく摂食嚥下リハビリテーションは多職種協同の営みであり，疾患の急性期から生活期までの，すべての時期で重要な役割を演じるだけでなく，予防的な対応を含めると，ほとんどすべての国民に関係するといっても過言ではない．学会発足から20年が過ぎ，摂食嚥下リハビリテーションは専門性を深化させてきた．その多様で広汎な知識と技術のなかから，共通の基本的な医療関連知識を明示することが，専門領域の社会的責任として求められることになる．その意味で，誰でもが入手できる本書の意義は大きい．

内容は，摂食嚥下の基本的理解，摂食嚥下障害の評価，同障害へのさまざまな対応等が網羅されており，それぞれの領域の第一人者により平易に述べられている．本書の基本的知識は日本摂食嚥下リハビリテーション学会認定士を目指す方はもちろん，すべての保健・医療・福祉関係者に有用であると思われる．より多くの方々が本書を参考書として摂食嚥下リハビリテーションの基本を学び，日々の実践に活かして下さることを願っている．

平成27年6月

一般社団法人日本摂食嚥下リハビリテーション学会
教育委員会委員長　**出江紳一**

シリーズ刊行に寄せて（Ver. 1収載）

日本摂食・嚥下リハビリテーション学会は，摂食・嚥下リハビリテーションにかかわる多職種が集まり，患者ニーズに対し協力的，効率的，合目的に対応を考えるというtrans disciplinaryな対応を可能とすべく，1996年9月に発足した．以来，本分野の研究，発展，普及に努めており，現在では会員数が6,000名を超えている．また，2009年8月には一般社団法人となり，急速に高まる社会的ニーズに応えるべく法人格を取得し，アイデンティファイされることとなった．

本学会は，この法人格取得と同時に認定士制度を設けた．その目的は，認定士制度規約の第1条に記されているが，「『日本摂食・嚥下リハビリテーション学会認定士』制度は，日本摂食・嚥下リハビリテーション学会総則第2条『摂食・嚥下リハビリテーションの啓発と普及，その安全で効果的な実施のために貢献する』を積極的に具現化するために，摂食・嚥下リハビリテーションの基本的な事項と必要な技能を明確化し，それらの知識を習得した本学会の会員を認定することを目的とする」である．本領域の活動は，多職種が担う．そのため，摂食・嚥下リハビリテーションを行うに当たって，当該職種が知っておかなくてはならない共通の知識，そして各職種の適応と制限に関する知識を明確化しておくことは，学会の重要な責務であろう．また，そのような知識を有するものを学会が認定し，その知識レベルを保証することは大変意義深い．

この知識は，われわれの活動の基礎になるものである．そして，その学習方法の一つが，本書の骨子となるeラーニングにあたる．この概要は，インターネット上で体系的に6分野78項目に分類された最重要事項を供覧することで，上記のような共通知識の整理をはかるものである．そして，この課程を修めることが，認定士受験資格の重要な要件の一つとなる．

さらに，認定士の展開としては，認定を得たものがそれぞれの専門職種において，より専門的な知識や技能を修得できるような構造が望ましいと考えられる．例えば，この認定士資格をもつものが，高度な実習を要するセミナーに参加ができるなどである．また，関連する他の学会の学会員が，この認定士の水準を十分に備えていると認められるような場合は，申請により認定士の資格を与えるなど，関連学会と発展的な関係を築く基盤となる．

今回，ここに上記のようなeラーニング各分野の学習内容をもとに，書籍を刊行することになった．それは，eラーニング受講者の学習の便をはかるとともに，より多くの人に必要最低限の共通知識を知ってもらい，本領域がいっそう伝播することを企図したことによる．

そうして学習基盤を整理することで関係職種の多くの方が本学会へ参加できるようになり，それによって摂食・嚥下障害を有する患者の幸せに少しでも寄与することができれば，望外の喜びである．

2010年8月

一般社団法人日本摂食・嚥下リハビリテーション学会

理事長　**才藤栄一**

緒　言（Ver. 1収載）

本書は，日本摂食・嚥下リハビリテーション学会インターネット学習システム（eラーニング）の参考書である．eラーニングによる学習を支援することを目的とし，eラーニングコンテンツを踏襲した内容で構成されている．内容は豊富で網羅的なので，日本摂食・嚥下リハビリテーション学会会員以外の方々にもおおいに参考にしていただけるものになっている．

eラーニングは，2010年7月16日に開講した．その構想は2007年に認定制を計画することが決まり，認定士としてふさわしい知識をどのように会員に伝達するかを検討する過程で始まった．当初は研修会を日本各所で開催し，これらを受講した会員が認定士試験受験資格を得るという従来型の案もあったが，日本摂食・嚥下リハビリテーション学会会員の職種は，非常に広範囲にわたるので，共通の基本的な医療関連知識を担保する必要があった．たとえば，医療の総論的な内容やリスク管理の知識は教育環境にいる人たちにはあまり馴染みがないかもしれないが，このような知識は学会認定士にとっては必須事項になるべきである．

このような広い内容を含めると，およそ20時間に相当するセミナーが必要になる．これを研修会のスタイルで行うには，物理的，経済的に困難だった．また，日本摂食・嚥下リハビリテーション学会会員は，少人数職場に従事しているため気軽に学会や研修会に参加しにくい環境にあることも多い．このような背景から，当時の資格制度準備委員会（現認定委員会）は，認定士試験受験資格としてのeラーニング構想を理事会に提案し，理事会において歓迎をもって受理され，学会の最重点課題の一つになった．

2008年の第14回学術大会では，総会，シンポジウムでこの構想を発表し，理解をいただいた．その後，2年の歳月を経て，何とか準備が整い，2010年7月，開講に至った．

コンテンツの作成は，日本摂食・嚥下リハビリテーション学会認定士のうち資格制度準備委員会で推薦し，理事会で承認された各分野の専門家76名と認定委員20名が分業してあたった．内容に関しては，コンテンツの作成者と認定委員との間で調整を行った．この作業は困難なこともあったが，各コンテンツは工夫された．また，最初の構想では必要最低限の知識を中心に構成される予定だったが，この域を大きく超えて，非常に充実した内容になった．

実際のeラーニングをご覧いただくとわかるが，1コンテンツ10から15枚程度のスライドに，解説文が付随し，それを読み進め，最後に確認問題をして1コンテンツが終了するという構成になっている．動画なども多用してあり非常にわかりやすい内容である．しかし，一度学習が終了したあとに，再度確認したいということもあるだろうし，もう少し詳しい解説がほしいということもあるだろう．

本書はこのような要望に対応することを目的に出版された．より多くの方に，有効に活用していただけることを願っている．

2010年8月

一般社団法人日本摂食・嚥下リハビリテーション学会
認定委員会委員長　**馬場　尊**

e3 CONTENTS Ver.3

§11 重症度分類

34 摂食嚥下障害臨床的重症度分類 摂食嚥下能力グレード／摂食嚥下状況のレベル （大野友久）104

本書をお読みになる前に

本書は，日本摂食嚥下リハビリテーション学会の「e ラーニング」をもとに構成しています．学会の認定士制度規約によれば，e ラーニングとは，

> ・第６条　認定委員会は研修プログラムの一つとして、本制度（注；認定士制度）の求める認定水準としての知識と技能を伝達するためのインターネット学習プログラム（以下「eラーニング」という）を企画し運営する。eラーニングは本学会員の希望者に公開される。e ラーニングは本制度の求める認定水準を公開すると同時に、参照履歴登録機能や学習登録機能を作成し、一定基準に達したものに修了証を発行する。

とされています．

本書は，このｅラーニングの学習内容をもとに構成され（次ページ，e ラーニング全体の項目参照），当該プログラム受講者にとってはその学習の一助となるように編纂されています．また，未受講者は同水準のアブストラクトを学習できるとともに，当該プログラム受講に先立つ「予習」として役立てることもできます（**下図**）．

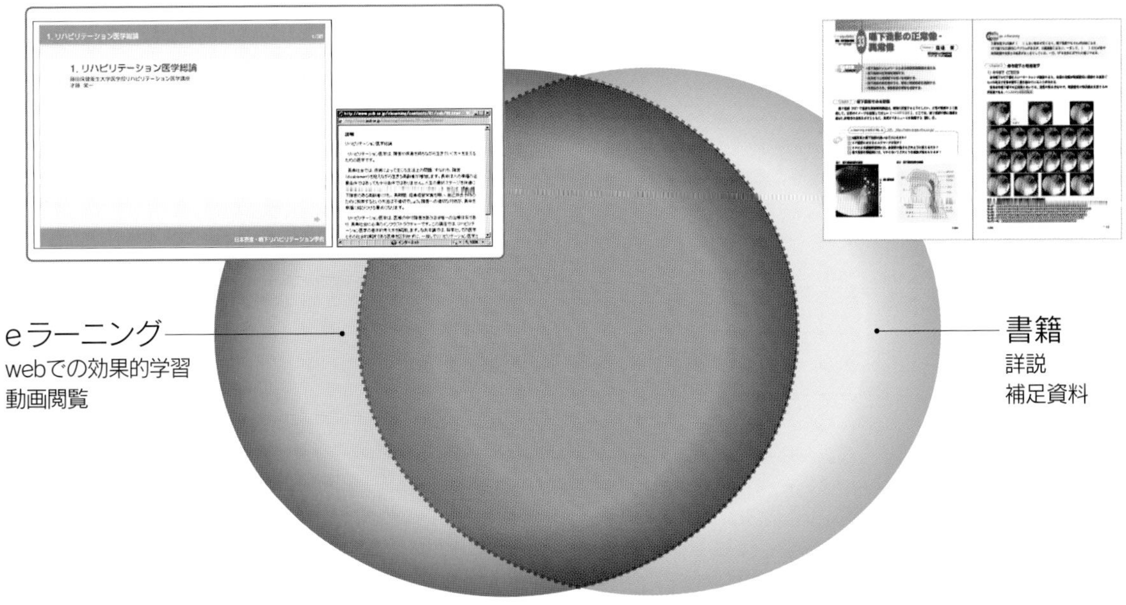

図　eラーニングと本書の関係（概念）

e ラーニング全体項目

分野（第 1 段階）	授業科目（第 2 段階）	no.	コース（第 3 段階）	管理者（敬称略）
摂食嚥下リハビリテーションの全体像（第 1 分野）	1．総論	1	リハビリテーション医学総論	才藤栄一
		2	摂食嚥下のリハビリテーション総論	椿原彰夫
	2．解剖・生理	3	構造（解剖）	依田光正
		4	機能（生理）	下堂薗恵
		5	嚥下モデル：4 期モデル・プロセスモデル	松尾浩一郎
	3．原因と病態	6	摂食嚥下各期の障害	薛　克良
		7	原因疾患：脳卒中	藤島一郎
		8	原因疾患：神経筋疾患	野﨑園子
		9	原因疾患：頭頸部癌	藤本保志
		10	加齢と摂食嚥下機能	植松　宏，山脇正永
		11	摂食嚥下に影響する要因	小口和代
		12	合併症：誤嚥性肺炎・窒息・低栄養・脱水	藤谷順子
摂食嚥下リハビリテーションの前提（第 2 分野）	4．リスク回避	13	リスク回避のための基礎知識・環境整備	永見慎輔
		14	誤嚥への対応法：体位ドレナージ・ハフィング	加賀谷斉
		15	窒息・嘔吐への対処法	神津　玲
		16	リスク回避に有用な器機と使い方	高橋博達
	5．感染対策	17	感染防御総論	市村久美子
		18	食中毒の予防	石野智子
	6．関連法規・制度	19	訓練実施に関連する医療関係法規	鎌倉やよい
		20	摂食嚥下リハビリテーションに関わる診療報酬	小野木啓子
		21	摂食嚥下リハビリテーションに関わる介護報酬	植田耕一郎
摂食嚥下障害の評価（第 3 分野）	7．患者観察のポイント	22	主訴・病歴・問診	青柳陽一郎
		23	全身症状，局所症状	石井雅之，加賀谷斉
	8．スクリーニングテスト	24	質問紙・包括的評価	深田順子，小山珠美
		25	摂食嚥下障害の評価（スクリーニングテスト）	戸原　玄
		26	その他のスクリーニングテスト	高橋浩二
		27	医療機器による評価	中山渕利
	9．嚥下内視鏡検査	28	概要・必要物品・管理	野原幹司
		29	検査の実際・合併症とその対策	藤井　航
		30	正常所見・異常所見・小児の検査の要点	太田喜久夫，木下憲治
	10．嚥下造影	31	概要・必要物品・造影剤	武原　格
		32	検査の実際・合併症とその対策（嚥下造影検査）	柴田斉子
		33	正常所見・異常所見，小児の検査の要点	馬場　尊，北住映二
	11．重症度分類	34	摂食嚥下障害臨床的重症度分類 摂食嚥下能力グレード / 摂食嚥下状況のレベル	大野友久
摂食嚥下リハビリテーションの介入（第 4 分野）	12．口腔ケア：総論	35	口腔ケアの定義・期待される効果	角　保徳
		36	歯・義歯・口腔粘膜の観察	渡邊　裕
		37	唾液の基礎知識	菊谷　武
	13．口腔ケア：各論	38	口腔ケアの準備，歯の清掃法，必要器具・薬剤	柴田享子
		39	舌・粘膜の清掃法，洗浄・うがい・保湿，必要器具・薬剤	石田　瞭
		40	小児の口腔ケアのポイント	水上美樹
	14．間接訓練：総論	41	間接訓練の概念	川岸　惠
		42	筋力訓練・関節可動域訓練の基礎	園田　茂

分野（第 1 段階）	授業科目（第 2 段階）	no.	コース（第 3 段階）	管理者（敬称略）
摂食嚥下リハビリテーションの介入	15．間接訓練：各論	43	口腔器官の訓練	西尾正輝
		44	鼻咽腔閉鎖・咽頭収縮・喉頭閉鎖訓練	倉智雅子
		45	発声・発語訓練	福岡達之，藤原百合
		46	準備・口腔期に対する間接訓練	熊倉勇美
		47	咽頭期に対する間接訓練（Thermal tactile stimulation/Shaker 訓練 / 治療機器）	椎名英貴
		48	咽頭期に対する間接訓練：チューブ嚥下訓練・バルーン拡張法	北條京子
		49	呼吸および頸部・体幹に対する訓練	神津　玲
	16．直接訓練：総論	50	直接訓練の概念・開始基準・中止基準	小島千枝子，岡田澄子
		51	段階的摂食訓練の考え方	柴本　勇
	17．直接訓練：各論	52	直接訓練時の環境設定	浅田美江
		53	直接訓練で用いる嚥下誘発手技	長谷川賢一
		54	体位・頸部姿勢の調整	稲本陽子，岡田澄子
		55	直接訓練で用いる嚥下手技	清水充子
		56	食事場面の直接訓練	小島千枝子
	18．食事介助	57	食事場面の観察（中止を考えるとき，条件を守る工夫）	石﨑直彦
		58	食具・自助具・食事介助方法	竹市美加
		59	摂食嚥下障害患者に対する捕食から嚥下までの介助	小山珠美
		60	認知症（認知機能障害）があるときの食事介助	福永真哉
	19．口腔内装置	61	食事時の口腔内装具（義歯，PAP，PLP）	鄭　漢忠
	20．外科治療	62	嚥下機能改善手術，誤嚥防止手術	津田豪太
摂食嚥下障害患者の栄養（第 5 分野）	21．臨床栄養の基礎	63	栄養療法の基礎	栢下　淳
		64	栄養スクリーニング・栄養マネジメント	小城明子
		65	リハビリテーション栄養	若林秀隆
		66	サルコペニア	若林秀隆
		67	障害者・高齢者の栄養管理	近藤国嗣
	22．経管栄養法	68	経管栄養の適応・種類と特徴・合併症	瀬田　拓
		69	具体的方法：経鼻経管栄養・間欠的経管栄養法・胃瘻栄養法	藤森まり子，藤島一郎
	23．食物形態の調整	70	食物物性・形態	大越ひろ
		71	増粘食品の使用方法	三鬼達人
		72	嚥下調整食・調理器具	江頭文江
小児の摂食嚥下障害（第 6 分野）	24．総論	73	小児の摂食嚥下リハビリテーションの特殊性，障害の分類と特徴	弘中祥司，田角　勝
		74	摂食嚥下の発達と障害	弘中祥司
	25．原因疾患	75	構造の異常	舘村　卓
		76	機能の異常	田角　勝
	26．小児への対応	77	評価・介入	綾野理加
		78	栄養管理	近藤和泉

eラーニング 受講方法

（日本摂食嚥下リハビリテーション学会 HP より一部改変）

受講手続きと有効期限

受講には，日本摂食嚥下リハビリテーション学会に入会していることが必要です．

会員が下記の手順に従って受講申請し，それが認められると，ID とパスワードが発行されますので，ID とパスワードの有効期限内（申し込み月の翌月１日より１年間）に受講を終了してください．有効期限内に修了できない場合は再度受講申請が必要となりますので，ご注意ください．

受講申請

e ラーニング受講申請はオンラインで行います．

https://www.jsdr.or.jp/e-learning/e-learning_application3.html

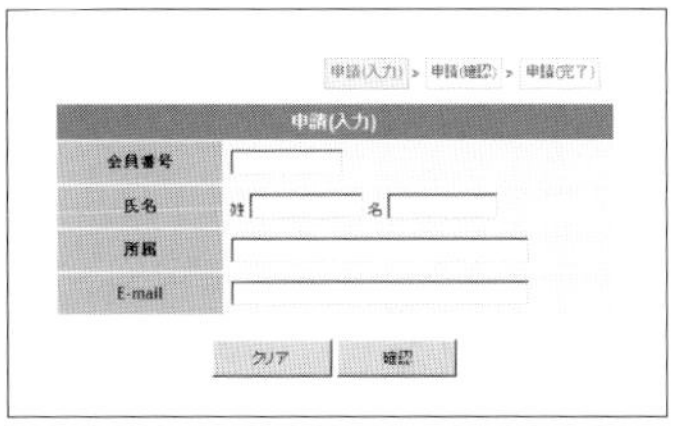

1）会員番号，氏名，所属，メールアドレスを入力し，「次へ」をクリックして次画面へお進みください．
2）入力内容に誤りがないことを確認した後，「申請」ボタンをクリックします．
※入力内容を修正する場合は，「戻る」ボタンを押して入力画面へお戻りください．
3）ご登録メールアドレス宛に，ID とパスワード，ログイン URL が送付されます．
（2～3 日経過してもログイン情報メールが届かない場合は，事務局までご連絡ください．）
4）メールに記載のログインページより ID とパスワードを入力し，受講を開始してください．

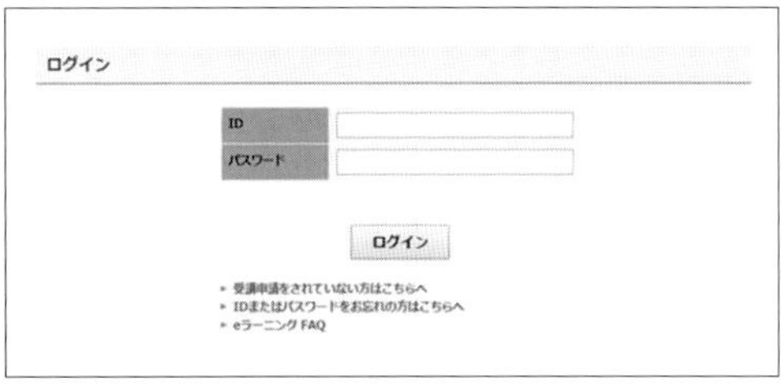

受講コースの選択

1）ログインすると，右（上）の画面が表示されます．
講座名称「日本摂食嚥下リハビリテーション学会 e ラーニング Ver.3」をクリックしてください．
2）講座一覧画面（右下）が表示されます．
3）受講するコースをクリックするとスライドショーが始まります．
※すでに受講済みのタイトルには[済]マークが表示されます．
4）解説が終了すると，確認問題が表示されます．確認問題の次のページに進むと，確認問題の解答が表示されます．
※確認問題は各自で答え合わせをお願いいたします．e-ラーニングの修了に関して，確認問題の成績は問われません．
5）受講が終了したら必ず，最終ページの「この講座を受講済みにする場合は，こちらをクリックして下さい」をクリックしてください．
※クリックすると「受講済みにしました」と表示されます．この操作を行わずにスライドショー画面を閉じた場合，受講済みとして扱われませんので十分ご注意ください．

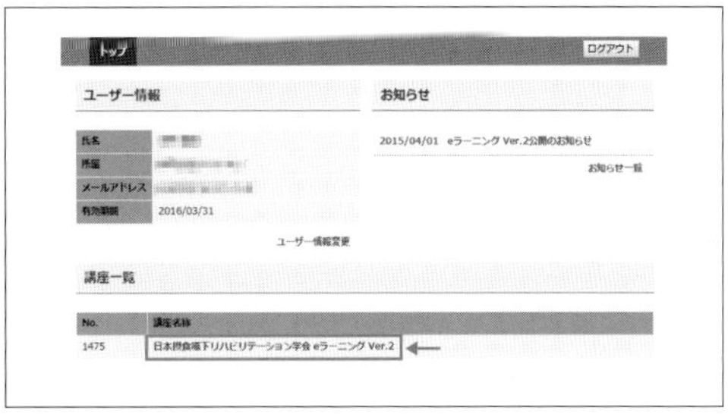

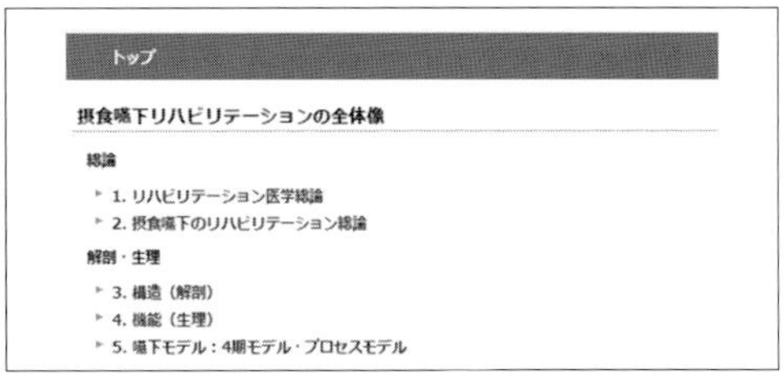

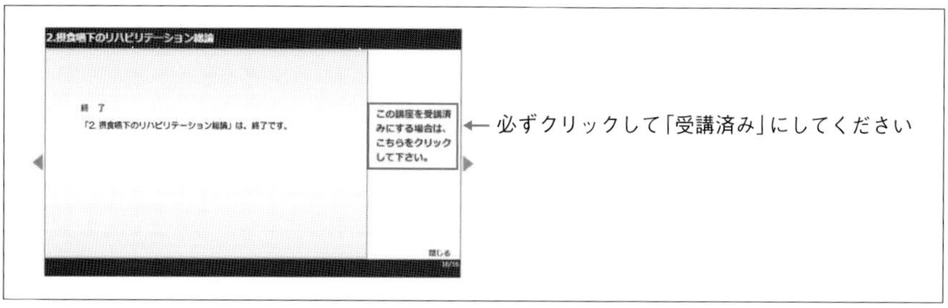

履歴の確認

1) 講座一覧画面のタイトル横に表示される[済]マークをご確認ください．

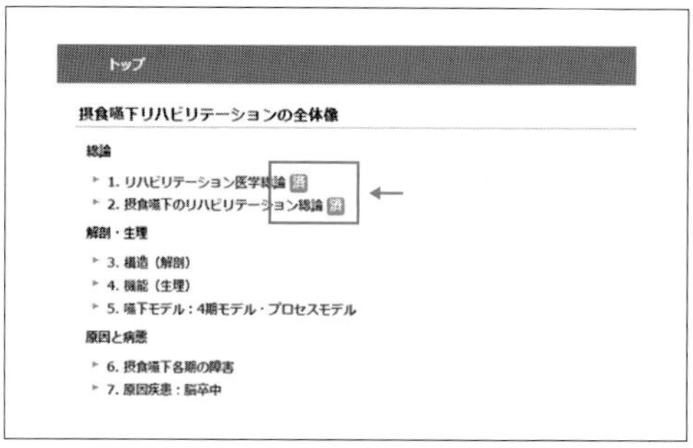

2) 講座一覧画面の下部に全体的な進捗状況を表示しています．

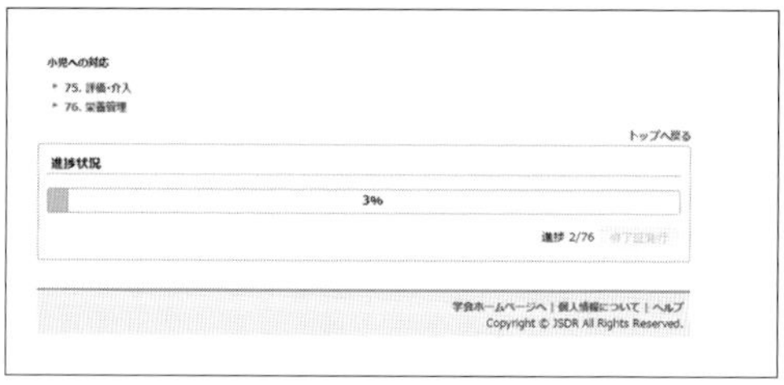

修了証の発行

1) 全ての受講が完了すると，講座一覧画面下「修了証発行」ボタンが有効になります．

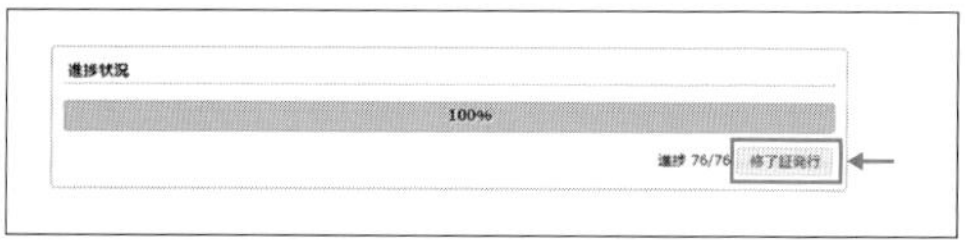

2) 修了証は認定試験申請書に必要です．プリントアウトして大切に保管してください．
IDの有効期間が切れると，印刷できなくなりますのでご注意ください．

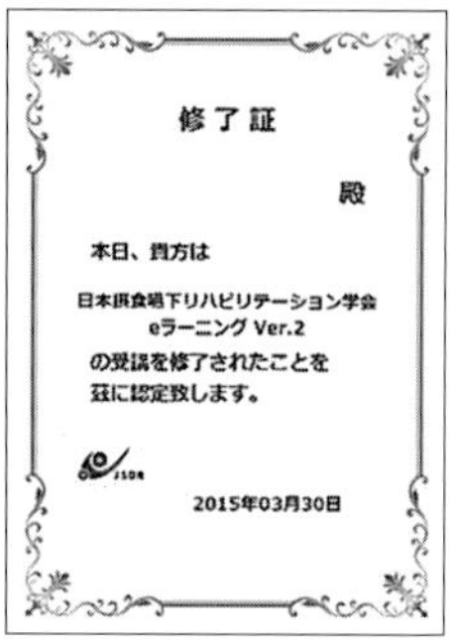

§7

患者観察のポイント

e-learning

22 主訴・病歴・問診

Lecturer ▶ 青柳陽一郎
藤田医科大学医学部
リハビリテーション医学Ⅰ講座准教授

学習目標 Learning Goals

- 主訴・病歴・問診の目的，意義がわかる
- 主訴・病歴・問診の実際がわかる

▶Chapter 1 病歴聴取・問診の目的 → (eラーニング▶**スライド1，2**)

主訴から摂食嚥下障害が疑われる場合，詳細に病歴を聴取し問診を行うことで，見逃されていた摂食嚥下障害が発見されることがある．摂食嚥下障害は口腔から胃までの幅広い経路において，精神的なものから癌まで多岐にわたる原因が考えられるため，医療面接による絞り込みは，摂食嚥下障害の診断を進める第一歩であり，スクリーニングとしての役割も担っている(**表1**).

特に脳血管障害の既往，神経筋疾患，頭頸部癌などがある場合，摂食嚥下障害の存在を常に念頭に置いて病歴聴取および問診に当たる必要がある．高齢者の診療に際しては，明らかな既往歴がない場合も，加齢による嚥下予備能の低下を念頭に置き診療に臨むべきである.

表1　病歴聴取・問診の目的

1．摂食嚥下障害のスクリーニング
2．見逃されていた摂食嚥下障害の発見
3．摂食嚥下障害の原因診断の足がかり

▶ Chapter 1の確認事項▶**eラーニング スライド1，2対応**

1 障害診断という観点における問診の重要性を理解する.

▶Chapter 2 摂食嚥下障害の主訴1—先行期～口腔期の障害が疑われる訴え— → (eラーニング▶**スライド3**)

摂食嚥下障害の診察は，患者および介護者の主訴を聞くことから始める．一般的な先行期～口腔期の障害の際にみられる主訴を以下に列挙する(色文字は咽頭期，食道期の障害と共通).

1) 食物が口からこぼれる
2) 口腔内が乾燥する
3) 食物が噛みづらい
4) 咀嚼に時間がかかる
5) 飲み込みづらい
6) 口腔内に食物が残る
7) 自発的に食べない(拒食がある)
8) 食事時間が以前より延長した(咀嚼に時間がかかる)
9) 体重が以前より減少した

認知症等で食物認知の問題が生じると，介護者らが自発的に食べない（拒食がある），口腔内に食物が残る，食物が口からこぼれるという訴えが生じる．

また，口腔内が乾燥すると嚥下開始が困難になる．神経筋疾患等により食物が噛みづらい．飲み込みづらいという訴えもある．これらの結果として，食事時間の増加，体重減少が生じる．

Chapter 2の確認事項 ▶ **eラーニング スライド3対応**

1 先行期〜口腔期障害においてみられる主訴を理解する．
2 主訴の背景にある原因を押さえられるようになる．

▶Chapter 3 摂食嚥下障害の主訴2—咽頭期，食道期の障害が疑われる訴え—

→（eラーニング ▶ **スライド4**）

咽頭期，食道期の障害の際の主訴として，

1）自発的に食べない（拒食がある）
2）体重が以前より減少した
3）食事時間が以前より増加した
4）口腔内に食物が残る
5）発熱を繰り返す
6）痰が増えた
7）食物が咽頭に残った感じがする
8）食事中，食後にむせが生じる
9）食事中，食後に嗄声がある
10）夜間にせき込む

などがある．

色文字の訴えは，先行期〜口腔期の障害と共通する．8）〜10）の訴えは誤嚥を疑う．

Chapter 3の確認事項 ▶ **eラーニング スライド4対応**

1 咽頭期，食道期障害においてみられる主訴を理解する．
2 主訴の背景にある原因を押さえられるようになる．

▶Chapter 4 病歴聴取

→（eラーニング ▶ **スライド5**）

主訴から摂食嚥下障害が疑われる場合，基礎疾患の有無，既往歴（手術，放射線，化学療法を含む），家族歴についての病歴を詳細に聴取する[1)]（**表2**）．

▶Chapter 5 病歴聴取のポイント1

→（eラーニング ▶ **スライド6**）

病歴聴取のポイントとして，脳血管障害では，発症からどの程度経過しているのか（急性期，回復期，あるいは慢性期なのか），障害部位，単発性なのか多発性なのか，手術の既往を含めた詳細な情報を聴取する．

頭部外傷では，受傷時の重症度，損傷部位に加えて，挿管，気管切開，高次脳機能障害の有無にも注

表2　聴取すべき基礎疾患，既往歴等

1）脳血管障害（脳梗塞，脳出血，くも膜下出血）
2）頭部外傷（挿管，気管切開の既往を含む）
3）頭頸部癌（手術，放射線治療，化学療法の有無を含む）
4）呼吸器疾患（肺炎，その他の呼吸器疾患）
5）神経筋疾患（Parkinson病および関連疾患，筋萎縮性側索硬化症，多発性硬化症，筋ジストロフィー，皮膚筋炎，多発性筋炎，強皮症，Sjögren症候群，末梢神経障害など）
6）内科的疾患（糖尿病，高血圧，上部消化管疾患など）
7）認知症
8）その他：薬物中毒など

意を払う．挿管，気管切開は，頭部外傷患者に限らず，反回神経麻痺や嚥下運動に対して機械的圧迫の原因となるため，確認しておく必要がある．

Chapter 5の確認事項▶eラーニング スライド6対応

1 脳血管障害患者，頭部外傷患者の病歴聴取のポイントを理解する．

▶Chapter 6　病歴聴取のポイント2 →（eラーニング▶スライド7）

頭頸部癌患者では，腫瘍の大きさ・部位に加えて，手術，放射線治療，化学療法の有無についても情報を得る．大きな腫瘍を切除した患者や放射線治療，化学療法は，摂食嚥下障害のリスクになる．舌の基部に腫瘍がある患者や咽頭部を切除した患者では，摂食嚥下障害を起こす可能性が高い．

Parkinson病患者では，運動障害や疾患の進行度，内服薬，認知症の有無についても確認しておく．その他の神経筋疾患でも，同様の情報収集が必要であるが，特に筋萎縮性側索硬化症（ALS），多発性硬化症（MS）では延髄病変（もしくは球麻痺症状）の有無についても情報収集する．

Chapter 6の確認事項▶eラーニング スライド7対応

1 Parkinson病患者，頭頸部癌患者の病歴聴取のポイントを理解する．

▶Chapter 7　問　診 →（eラーニング▶スライド8）

病歴聴取と同時に，摂食嚥下障害を疑う症状，栄養摂取状況，薬物の使用，認知能力に関する問診を行う．

▶Chapter 8　摂食嚥下障害を疑うおもな症状 →（eラーニング▶スライド9）

摂食嚥下障害を疑うおもな症状には，**表3**のようなものがある[2)]．

摂食嚥下障害の症状に関する問診として，質問紙を利用してもよい（参照▶P. 12）．

Chapter 8の確認事項▶eラーニング スライド9対応

1 摂食嚥下障害を疑う代表的な症状を理解する．

表3　摂食嚥下障害を疑うおもな症状

摂食嚥下障害の問診として質問紙を利用してもよい．

- ・意識障害
- ・嚥下時のむせ
- ・咳
- ・痰に食物残渣が混入
- ・咽頭違和感
- ・食物残留感
- ・嚥下困難感
- ・食欲低下

- ・食事時間の延長
- ・食事内容の変化（嚥下しやすいものを食べている）
- ・食べ方の変化（一定の方向を向く，汁ものと交互に食べるなど）
- ・食事中の疲労
- ・流涎
- ・構音障害

- ・湿性嗄声
- ・口腔顔面失行
- ・反復する呼吸器感染・発熱
- ・基礎疾患のない体重減少
- ・尿量減少
- ・脱水症状

表4　摂食状況スケール

摂食状況
5：経口調整不要*
4：経口調整要*
3：経口＞経管
2：経口＜経管
1：経管
医学的安定性****
A：安定　　B：不安定
*食物形態や体位など摂食時の工夫 **医学的安定性の指標：誤嚥性肺炎，窒息，脱水，低栄養について1～2か月にわたって問題ないこと

▶Chapter 9　質問紙を利用した問診の一例 →（eラーニング▶スライド10）

質問紙としては，聖隷式嚥下質問紙，EAT-10などがよく用いられる．聖隷式嚥下質問紙はp.14に示す．質問紙を利用すると短時間で系統的に把握できる利点があり，スクリーニングツールとして使用できる．

▶Chapter 10　栄養摂取状況 →（eラーニング▶スライド11）

栄養摂取状況については，全量経口摂取できているか，経管栄養か，または一部を経管栄養より補給しているかを問診する．摂食嚥下障害患者の帰結評価（**表4**）を用いて，経口摂取と経管栄養の割合で考えるとわかりやすい．いずれの割合においても，どのような経過を経て現在の栄養摂取方法に至ったのかを併せて確認する．

▶Chapter 11　摂食嚥下障害患者の帰結評価（表4）→（eラーニング▶スライド12）

（参照▶p.107）

摂食嚥下障害患者の帰結評価を示す．嚥下状態，医学的安定性を評価する．

Chapter 10，11の確認事項▶eラーニング スライド11，12対応

1 摂食嚥下障害患者の帰結評価を理解する．

▶ Chapter 12　薬物の使用 →（eラーニング ▶ スライド 13）

薬物は，患者がすでにかかえている摂食嚥下障害を悪化させたり，薬物自体が摂食嚥下障害を引き起こすことがあるため，服薬状況を情報収集しておく必要がある．特に中枢神経系に影響を及ぼす向精神薬の把握は重要である．

Chapter 12の確認事項 ▶ eラーニング スライド 13 対応

1 薬物と摂食嚥下障害の関連を理解する（参照 ▶ eラーニング「11．摂食嚥下に影響する要因」）．

▶ Chapter 13　認知能力 →（eラーニング ▶ スライド 14）

認知症や口腔顔面失行により，先行期，準備期，口腔期の問題が生じる． 問診では，認知症を起こしうる病歴の有無，口腔顔面失行などの高次脳機能障害を起こしうる中枢神経疾患の病歴の有無を確認しておく．

Chapter 13の確認事項 ▶ eラーニング スライド 14 対応

1 認知能力と摂食嚥下障害の関連を理解する．

文　献

1) 巨島文子：摂食嚥下障害を疑う患者の何をみる？　Monthly Book Medical Rehabilitation, 240：4-9, 2019.

2) 平岡崇：摂食・嚥下リハビリテーション 摂食・嚥下障害の評価　病歴・身体所見のポイント．Modern Physician, 26：19-21, 2006.

23 全身症状，局所症状

Lecturer ▶ 石井雅之[1)]，加賀谷　斉[2)]

1）福山リハビリテーション病院
2）藤田医科大学医学部リハビリテーション医学Ⅰ講座教授

学習目標 *Learning Goals*

▪ 摂食嚥下障害を疑う患者の全身症状，局所症状の評価ポイントがわかる

▶Chapter 1　摂食嚥下障害を疑う患者の全身症状 →（eラーニング▶スライド2）

摂食嚥下障害を疑う患者の全身症状として一般所見のポイントは，発熱，血圧の変動，頻脈，皮膚や粘膜の乾燥，るい痩，浮腫などを評価し，脱水・低栄養の徴候（**表1**）があるかどうかを確認することである．

Chapter 1の確認事項▶eラーニング スライド2対応

1. 摂食嚥下障害の全身症状を理解する．
2. 脱水・低栄養の徴候を理解する．

▶Chapter 2　摂食嚥下障害を疑う患者の呼吸器症状 →（eラーニング▶スライド3）

摂食嚥下障害を疑う患者の呼吸器症状として身体所見のポイントは，全身倦怠感，発熱，湿性咳，呼吸困難，チアノーゼなどを評価し，誤嚥性肺炎の徴候があれば血液検査や胸部X線撮影を行う．

Chapter 2の確認事項▶eラーニング スライド3対応

1. 誤嚥性肺炎の徴候を理解する．

▶Chapter 3　摂食嚥下障害を疑う患者の口腔内所見 →（eラーニング▶スライド4）

摂食嚥下障害を疑う患者の口腔内所見のポイントは，食物残渣，歯垢，舌苔，口臭，齲歯，歯周炎，義歯の適合性，唾液の性状などを評価することである．

Chapter 3の確認事項▶eラーニング スライド4対応

1. 摂食嚥下障害を疑う患者の口腔内所見のポイントを理解する．

表1　脱水・低栄養の徴候

・発熱	・皮膚や粘膜の乾燥
・血圧の変動	・るい痩
・頻脈	・浮腫

▶Chapter 4　摂食嚥下障害を疑う患者の神経学的所見① 意識障害

→（eラーニング▶スライド5）（参照▶eラーニング「11．摂食嚥下に影響する要因」）

摂食嚥下障害を疑う患者の神経学的所見のポイント①は，意識状態と認知機能を評価し，軽度意識障害や認知症を見逃さないことである．

意識障害がある場合には，誤嚥を伴う摂食嚥下障害が起こりやすい．また，高齢者の認知症や脳血管障害などに伴う認知障害で摂食嚥下の問題を生じる．摂食意欲の低下による拒食の問題，注意の持続力の低下や遂行機能障害による食事動作の停止，理解力や記憶力の低下による食物認知の低下などがみられる．認知症である高齢者が摂食嚥下障害を呈した場合，その障害の程度にかかわらず誤嚥性肺炎を併発するリスクは高い．

▶ Chapter 4の確認事項▶eラーニング スライド5対応

1 意識状態・認知機能低下と摂食嚥下障害の関連を理解する．

▶Chapter 5　摂食嚥下障害を疑う患者の神経学的所見② 認知機能障害

→（eラーニング▶スライド6）

摂食嚥下障害を疑う患者の神経学的所見のポイント②は，高次脳機能障害の有無を評価することである．特に，情動の障害で食欲低下を認める場合には，経口摂取の導入が難しい〈参照▶eラーニング「60．認知症（認知機能障害）があるときの食事介助」〉．

▶ Chapter 5の確認事項▶eラーニング スライド6対応

1 認知症，高次脳機能障害と摂食嚥下障害の相関を理解する．

▶Chapter 6　摂食嚥下障害を疑う患者の神経学的所見③ →（eラーニング▶スライド7）

摂食嚥下障害を疑う患者の神経学的所見のポイント③は，嚥下におもに関係する脳神経検査として，三叉神経（V），顔面神経（Ⅶ），舌咽神経（Ⅸ），迷走神経（X），舌下神経（Ⅻ）を評価することである（参照▶eラーニング「4．機能（生理）」）．

▶ Chapter 6の確認事項▶eラーニング スライド7対応

1 評価すべき脳神経を理解する．

▶Chapter 7　摂食嚥下と関係する三叉神経（V）のポイント →（eラーニング▶スライド8）

摂食嚥下と関係する三叉神経（V）のポイントは，枝の一つである下顎神経が，歯，下顎，下唇，頬，オトガイ，頬粘膜，舌の前2/3の感覚を担うとともに，咀嚼筋（咬筋，側頭筋，外側翼突筋，内側翼突筋），深頭筋，顎舌骨筋，顎二腹筋前腹の運動を支配していることである．

Chapter 7の確認事項▶eラーニング スライド8対応

1 三叉神経障害の症状と評価ポイントを理解する．

▶Chapter 8 摂食嚥下と関係する顔面神経（Ⅶ）のポイント →（eラーニング▶スライド9）

摂食嚥下と関係する顔面神経（Ⅶ）のポイントは，顔面表情筋，広頸筋，頬筋，アブミ骨筋，顎二腹筋後腹などの運動を支配し，舌の前2/3の味覚を担うこと，鼻粘膜・口腔粘膜の分泌および顎下腺および舌下腺の分泌作用を支配することである．

Chapter 8の確認事項▶eラーニング スライド9対応

1 顔面神経障害の症状と評価ポイントを理解する．

▶Chapter 9 摂食嚥下と関係する舌咽神経（Ⅸ）のポイント →（eラーニング▶スライド10）

摂食嚥下と関係する舌咽神経（Ⅸ）のポイントは，舌の後ろ1/3の感覚と味覚ならびに咽頭の感覚を担うことである．舌咽神経の損傷で，咽頭反射に問題がでる．

Chapter 9の確認事項▶eラーニング スライド10対応

1 舌咽神経障害の症状と評価ポイントを理解する．

▶Chapter 10 摂食嚥下と関係する迷走神経（Ⅹ）のポイント →（eラーニング▶スライド11）

摂食嚥下と関係する迷走神経（Ⅹ）のポイントは，枝である反回神経が食道への自律神経作用と声帯運動に関係するという点である．反回神経麻痺では，嗄声がみられる．

枝である上喉頭神経外枝が喉頭咽頭筋と輪状甲状筋の運動を支配し，上喉頭神経内枝が舌根，喉頭蓋，喉頭の粘膜の感覚を担う．枝である下喉頭神経は喉頭筋の運動を支配する．

Chapter 10の確認事項▶eラーニング スライド11対応

1 迷走神経障害の症状と評価ポイントを理解する．

▶Chapter 11 摂食嚥下と関係する舌下神経（Ⅻ）のポイント →（eラーニング▶スライド12）

摂食嚥下と関係する舌下神経（Ⅻ）のポイントは，口蓋舌筋以外のすべての舌筋に分布し，運動を支配するということである．舌下神経麻痺で，舌を突き出すように指示すると，舌は麻痺側の方向を向く．

Chapter 11の確認事項▶eラーニング スライド12対応

1 舌下神経麻痺の症状と評価ポイント.

Chapter 12 摂食嚥下障害を疑う患者の構音評価のポイント

→（eラーニング▶スライド13）

摂食嚥下障害を疑う患者の構音評価のポイントは，球麻痺・偽性球麻痺があるかどうかを評価するために，口唇音（ぱ，ば，ま），舌尖音（だ，ら，た），奥舌音（か，が），軟口蓋挙上音（あ）について評価を行う．また，同時に声質（湿性嗄声，弱い発声）の評価も併せて行う．

Chapter 12の確認事項▶eラーニング スライド13対応

1 摂食嚥下障害を疑う患者の構音評価の要点.

Chapter 13 摂食嚥下障害を疑う患者の運動機能所見のポイント

→（eラーニング▶スライド14）

摂食嚥下障害を疑う患者の運動機能所見のポイントは，座位姿勢と食事動作に関連する頸部・体幹の運動機能と感覚機能を評価することである．

Chapter 13の確認事項▶eラーニング スライド14対応

1 摂食嚥下障害を疑う患者の運動機能所見の要点.

§8

スクリーニングテスト

e-learning

24 質問紙・包括的評価

Lecturer ▶ 深田順子[1)]，小山珠美[2)]

1) 愛知県立大学看護学部教授
2) NPO法人 口から食べる幸せを守る会理事長

学習目標 *Learning Goals*

- スクリーニングテストで用いる質問紙の条件がわかる
- スクリーニングテストで用いる質問紙の内容がわかる
- 質問紙を用いたスクリーニングの評価・判定方法がわかる
- 質問紙を用いた問診の際の留意点がわかる
- 包括的評価について理解できる

▶Chapter 1 スクリーニングテストで用いる質問紙の条件

→（eラーニング▶**スライド2**）

スクリーニングテストで用いる質問紙は，どこに問題があるのかを推論するために，「飲み込みにくい」「むせる」という症状についてだけではなく，先行期・準備期・口腔期・咽頭期・食道期の摂食嚥下障害に関連した症状や二次的障害である低栄養・脱水・肺炎などの全身症状を系統的に含むことが必要になる．また，患者から自覚症状の訴えがなくとも，食事を一緒にする家族が摂食嚥下障害を発見することもあるため，家族などの介護者が観察によって発見できる他覚症状を含めることも必要である．

スクリーニング（ふるいわけ）の精度として，妥当性，信頼性，再現性が確保されるとともに，嚥下造影の結果などを至適基準としたカットオフ値を設定した感度（敏感度）や特異度（参照▶P. 21）等が確認されていることが必要である．

至適基準とは，ゴールドスタンダードともいい，病態や疾病の存在を明確に定義するために用いられる診断基準，真の診断を下すための基準をいう．

カットオフ値とは，検査測定値の分布に基づいて陽性・陰性（異常・正常）を判定する際に判別点として利用する値である．いい換えれば，判別点から上の値は陽性，下の値は陰性とみなす際の点をいう．判別点を高くとりすぎれば軽度の摂食嚥下障害のある人を見逃すことになる．

Chapter 1の確認事項▶eラーニング スライド2対応

1 スクリーニングで用いる質問紙がどのような特性をもつものかを理解する．

▶Chapter 2 国内における質問紙・包括的評価（表1）

→（eラーニング▶**スライド3**）

国内における質問紙として，聖隷式嚥下質問紙，嚥下障害リスク評価尺度改訂版および嚥下障害リスク他者評価尺度，Eating Assessment Tool-10（EAT-10）日本語版がある．

次節で詳説するが，聖隷式嚥下質問紙は，脳血管障害慢性期患者を対象に，嚥下障害をスクリーニングするために開発された尺度である．嚥下障害リスク評価尺度改訂版は，地域で生活する高齢者を対象に，嚥下障害リスクを自覚症状からスクリーニングするために開発された尺度である．嚥下障害リスク

表1　国内における質問紙・包括的評価

1. 聖隷式嚥下質問紙　(大熊ほか　2002) 脳血管障害慢性期患者を対象に，嚥下障害をスクリーニングするために開発された尺度である.
2. 嚥下障害リスク評価尺度改訂版　(深田ほか，2006) 地域で生活する高齢者を対象に，嚥下障害リスクを自覚症状からスクリーニングするために開発された尺度である.
3. 嚥下障害リスク他者評価尺度　(深田ほか，2006) 地域で生活する高齢者を対象に，嚥下障害リスクを他覚症状からスクリーニングするために開発された尺度である.
4. Eating Assessment Tool-10 (EAT-10) 日本語版 (若林ほか，2014) 2008年 Belafskyらが開発した Eating Assessment Tool-10 (EAT-10) の日本語版である．摂食嚥下障害もしくは摂食嚥下障害疑いの要介護高齢者を対象に信頼性と妥当性が検証されている.
5. KTバランスチャート (Maeda et al，2016) 対象者の強みと不足な点を包括的に評価し，心身の調和へとつながる食支援ツールとして作成された包括的評価.

他者評価尺度は，地域で生活する高齢者を対象に，嚥下障害リスクを他覚症状からスクリーニングするために開発された尺度である．Eating Assessment Tool-10 (EAT-10) 日本語版は，2008年にBelafskyらが開発したEating Assessment Tool-10 (EAT-10) の日本語版である.

▶Chapter 3　聖隷式嚥下質問紙の構造・信頼性・精度 (図1)

→ (eラーニング▶**スライド4, 5**)

聖隷式嚥下質問紙は，15項目から構成され，肺炎の既往 (図1中のNo.1)，栄養状態 (同No.2)，口腔機能 (同No.8～11)，咽頭機能 (同No.3～7)，食道機能 (同No.12～14)，声門防御機能 (同No.15) などが反映された構造となっている．すべての項目が同じ特性を測定しているかの度合を示す (内的整合性) Cronbachの α 係数は0.85で，信頼性が確保された質問紙である.

至適基準とした嚥下造影で「嚥下障害あり」と判断された数に対して，スクリーニングの質問紙で「嚥下障害あり」と判断した数の割合を示す感度 (敏感度) は92.0%である．嚥下造影で「嚥下障害なし」と判断した数に対して，質問紙で「嚥下障害なし」と判断した数の割合を示す特異度は90.1%である．感度と特異度が高い質問紙である.

参考 REFERENCE

Cronbach (クロンバック) の α 係数について

テストや尺度がどの程度，対象を正確に測ることができるのかを示す信頼係数の一つである．0から1の範囲で示され，1.0に近いほどテスト項目の信頼性が高いと判断する．グループレベルの比較を行う場合には0.7以上，個人についての重要な決定の資料に用いられる場合には0.90以上でなければならないとされている.

▶Chapter 4　聖隷式嚥下質問紙の評価・判定方法 → (eラーニング▶**スライド6**)

聖隷式嚥下質問紙は，ここ2・3年の嚥下の状態について「A：重い症状，頻度の多い症状」「B：軽いあなたの嚥下(飲み込み，食べ物を口から食べて胃まで運ぶこと)の状態についていくつかの質問をいたします．ここ，2，3年のことについてお答え下さい．
いずれも大切な症状ですので，よく読んでＡＢＣのいずれかに丸をつけて下さい．

1	肺炎と診断されたことがありますか？	A．繰り返す	B．一度だけ	C．なし
2	やせてきましたか？	A．明らかに	B．わずかに	C．なし
3	物が飲み込みにくいと感じることがありますか？	A．しばしば	B．ときどき	C．なし
4	食事中にむせることがありますか？	A．しばしば	B．ときどき	C．なし
5	お茶を飲み込むときにむせることがありますか？	A．しばしば	B．ときどき	C．なし
6	食事中，食後，それ以外にものどがゴロゴロ(痰がからんだ感じ)することがありますか？	A．しばしば	B．ときどき	C．なし
7	のどに食べ物が残る感じがすることがありますか？	A．しばしば	B．ときどき	C．なし
8	食べるのが遅くなりましたか？	A．たいへん	B．わずかに	C．なし
9	硬い物が食べにくくなりましたか？	A．たいへん	B．わずかに	C．なし
10	口から食べ物がこぼれることがありますか？	A．しばしば	B．ときどき	C．なし
11	口の中に食べ物が残ることがありますか？	A．しばしば	B．ときどき	C．なし
12	食べ物や酸っぱい液が胃からのどに戻ってくることがありますか？	A．しばしば	B．ときどき	C．なし
13	胸に食べ物が残り，つまった感じがすることがありますか？	A．しばしば	B．ときどき	C．なし
14	夜，咳で眠れなかったり目覚めることがありますか？	A．しばしば	B．ときどき	C．なし
15	声がかすれてきましたか？（がらがら声，かすれ声）	A．たいへん	B．わずかに	C．なし

図1　聖隷式嚥下質問紙（大熊，藤島，小島ほか，2002.[1]）

症状，頻度が少ない症状」「C：症状なし」の3段階尺度で評価する．「A」は実際に日常生活に支障がある，「B」は気になる程度という基準で問診を進める．

嚥下障害の有無の判定は，15項目のいずれかにおいて「A」に一つでも回答があった場合を「嚥下障害があり」と判断する．「B」にいくつ回答があっても，「嚥下障害の疑い」ないし「臨床上問題ないレベル」と判断する．

▶Chapter 5　嚥下障害リスク評価尺度改訂版の構造・信頼性・精度（図2）

→（eラーニング▶**スライド7, 8**）

嚥下障害リスク評価尺度改訂版は，23項目から構成され，その内訳は咽頭期の嚥下障害（図2中のNo.1～7），誤嚥（同No.8～12），準備期・口腔期の嚥下障害（同No.13～20），食道期の嚥下障害（No.21～23）の四つの構造からなる．

Cronbachのα係数は，0.92である．この値は，「個人についての重要な事柄を決定する際に用いられる値」の0.90以上を示している．

至適基準とした嚥下造影で「嚥下障害リスクあり」と判断された数に対して，カットオフ値を合計得点6点以上として「嚥下障害リスクあり」と判断した数の割合を示す感度（敏感度）は57.1％である．嚥下造影で「嚥下障害リスクなし」と判断した数に対して，質問紙で合計得点が6点未満で「嚥下障害リスクなし」と判断した数の割合を示す特異度は56.0％である．感度と特異度が60％以下であるため精度は高いとはいえないため，フードテストなどの検査と併せて使用するとよい．

あなたのここ3か月くらいの食事中に出現する症状についておたずねします．次の症状がどれくらいあったか，「いつもある」「時々ある」「まれにある」「ほとんどない」のなかから一つ選んで○をつけてください．

No.	質問項目	3点	2点	1点	0点
1	水分や食べ物が鼻にあがる	いつもある	時々ある	まれにある	ほとんどない
2	食べ物をいつまでも飲み込まずに噛んでいる	いつもある	時々ある	まれにある	ほとんどない
3	水分が飲み込みにくい	いつもある	時々ある	まれにある	ほとんどない
4	ご飯が飲み込みにくい	いつもある	時々ある	まれにある	ほとんどない
5	食べ物がのどにひっかかる感じがする	いつもある	時々ある	まれにある	ほとんどない
6	食べ物がのどに残る感じがする	いつもある	時々ある	まれにある	ほとんどない
7	食事中や食後に濁った声に変わる	いつもある	時々ある	まれにある	ほとんどない
8	水分や食べ物が口に入ったとたんにむせたりせきこんだりする	いつもある	時々ある	まれにある	ほとんどない
9	水分や食べ物を飲み込む時にむせたりせきこんだりする	いつもある	時々ある	まれにある	ほとんどない
10	水分や食べ物を飲み込ん後にむせたりせきこんだりする	いつもある	時々ある	まれにある	ほとんどない
11	水分を飲み込むときにむせる	いつもある	時々ある	まれにある	ほとんどない
12	ご飯を飲み込むときにむせる	いつもある	時々ある	まれにある	ほとんどない
13	噛むことが困難である	いつもある	時々ある	まれにある	ほとんどない
14	硬い食べ物を避け、軟らかい食べ物ばかりを食べる	いつもある	時々ある	まれにある	ほとんどない
15	口がハリハリしていると感じる	いつもある	時々ある	まれにある	ほとんどない
16	パサパサ、モサモサした食べ物は飲み込みにくい	いつもある	時々ある	まれにある	ほとんどない
17	口から食べ物がこぼれる	いつもある	時々ある	まれにある	ほとんどない
18	ことばが明瞭でない	いつもある	時々ある	まれにある	ほとんどない
19	食べ物を飲み込んだ後に舌の上に食べ物が残る	いつもある	時々ある	まれにある	ほとんどない
20	食べるのが遅くなる	いつもある	時々ある	まれにある	ほとんどない
21	食べ物や酸っぱい液が胃からのどに戻ってくる	いつもある	時々ある	まれにある	ほとんどない
22	食べ物が胸につかえる感じがする	いつもある	時々ある	まれにある	ほとんどない
23	胸やけがする	いつもある	時々ある	まれにある	ほとんどない

図2　嚥下障害リスク評価尺度改訂版（深田，鎌倉，万歳ほか，2006.[3]）

▶Chapter 6　嚥下障害リスク評価尺度改訂版の評価・判定方法

→（eラーニング▶**スライド9**）

嚥下障害リスク評価尺度改訂版の評価方法は，ここ3か月くらいの食事中に出現する症状の頻度について「いつもある」「時々ある」「まれにある」「ほとんどない」の4段階評定で尋ねる．「嚥下障害リスクあり」と判定する方法は，まず，「いつもある」：3点，「時々ある」：2点，「まれにある」：1点，「ほとんどない」：0点として，合計得点を求める．合計得点の6点以上を「嚥下障害リスクあり」と判定する．

▶Chapter 7　嚥下障害リスク他者評価尺度の構造・信頼性・精度（図3）

→（eラーニング▶**スライド10，11**）

嚥下障害リスク他者評価尺度は，嚥下障害リスク評価尺度改訂版に含まれる12項目から構成され，準備期・口腔期・咽頭期の嚥下障害（図3中のNo.1～7），誤嚥（同No.8～12）の二つの構造からなる．

Cronbachのα係数は，0.89である．この値は，「個人についての重要な事柄を決定する際に用いられる値」の0.90に近い値である．

至適基準とした嚥下造影で「嚥下障害リスクあり」と判断された数に対して，カットオフ値を合計得点が3点以上として「嚥下障害リスクあり」と判断した数の割合を示す感度（敏感度）は58.3%である．嚥下造影で「嚥下障害リスクなし」と判断した数に対して，質問紙で合計得点が3点未満で「嚥下障害リスクなし」と判断した数の割合を示す特異度は50.0%である．感度と特異度が60%以下であるため精度は高いとはいえないため，フードテストなどの検査と併せて使用するとよい．

ご家族のここ3か月くらいの食事中に出現する症状についておたずねします．次の症状がどれくらいあったか，「いつもある」「時々ある」「まれにある」「ほとんどない」のなかから一つ選んで○をつけてください．

No.		質問項目	3点	2点	1点	0点
M13	1	噛むことが困難である	いつもある	時々ある	まれにある	ほとんどない
M14	2	硬い食べ物を避け、軟らかい食べ物ばかりを食べる	いつもある	時々ある	まれにある	ほとんどない
M17	3	口から食べ物がこぼれる	いつもある	時々ある	まれにある	ほとんどない
M18	4	ことばが明瞭でない	いつもある	時々ある	まれにある	ほとんどない
M20	5	食べるのが遅くなる	いつもある	時々ある	まれにある	ほとんどない
M 2	6	食べ物をいつまでも飲み込まずに噛んでいる	いつもある	時々ある	まれにある	ほとんどない
M 7	7	食事中や食後に濁った声に変わる	いつもある	時々ある	まれにある	ほとんどない
M 8	8	水分や食べ物が口に入ったとたんにむせたりせきこんだりする	いつもある	時々ある	まれにある	ほとんどない
M 9	9	水分や食べ物を飲み込む時にむせたりせきこんだりする	いつもある	時々ある	まれにある	ほとんどない
M10	10	水分や食べ物を飲み込んだ後にむせたりせきこんだりする	いつもある	時々ある	まれにある	ほとんどない
M11	11	水分を飲み込むときにむせる	いつもある	時々ある	まれにある	ほとんどない
M12	12	ご飯を飲み込むときにむせる	いつもある	時々ある	まれにある	ほとんどない

注）Mがついた数字は，嚥下障害リスク評価尺度改訂版の番号を示す．

図3　嚥下障害リスク他者評価尺度（深田，鎌倉，万歳ほか，2006.[4]）

▶Chapter 8　嚥下障害リスク他者評価尺度の評価・判定方法

→（eラーニング▶**スライド12**）

嚥下障害リスク他者評価尺度の評価方法は，家族についてここ3か月くらいの食事中に出現する症状の頻度について，「いつもある」「時々ある」「まれにある」「ほとんどない」の4段階評定で尋ねる．「嚥下障害リスクあり」と判定する方法は，「いつもある」：3点，「時々ある」：2点，「まれにある」：1点，「ほとんどない」：0点として合計得点を求める．合計得点の3点以上を「嚥下障害リスクあり」と判定する．

▶Chapter 9　Eating Assessment Tool-10（EAT-10）日本語版の構造・信頼性・精度（図4）

→（eラーニング▶**スライド13，14**）

Eating Assessment Tool-10（EAT-10）日本語版は，2008年にBelafskyらが開発したEating Assessment Tool-10（EAT-10）の10項目について翻訳し，逆翻訳の整合性の調整および予備テスト2回を行い完成させている．

Cronbachのα係数は0.946である．この値は，個人についての重要な事柄を決定する際に用いられる値の0.90を超えた値である．一般的に至適基準とされる嚥下造影による精度の確認はされていない．しかし，臨床的重症度分類（Dysphagia Severity Scale：DSS）を至適基準として用いて感度，特異度を確認している．DSSは7：正常範囲，6：軽度問題，5：口腔問題，4：機会誤嚥，3：水分誤嚥，2：食物誤嚥，1：唾液誤嚥の7段階で重症度判定する．DSSが1～6の「軽度問題」以下であれば「摂食嚥下障害あり」，DSSが1～4の「機会誤嚥」以下であれば「誤嚥あり」と判断し，それらの数に対してカット・オフ・ポイントを合計得点3点以上とした数の割合を示す感度（敏感度）は各々，52.2%，75.8%である．DSSで「摂食嚥下障害なし」「誤嚥なし」と判断した数に対して，合計得点2点未満の割合を示す特異度は各々89.7%，74.9%である．顕在化された臨床症状「誤嚥」に対する感度・特異度は70%以上と高いが，不顕性誤嚥を早期に発見するには呼吸器系の身体診査等も併用するとよい．

以下の問題について，あなたはどの程度経験されていますか					
	問題なし				ひどく問題
1　飲み込みの問題で，体重が減少した	0	1	2	3	4
2　飲み込みの問題が，外食に行くための障害になっている	0	1	2	3	4
3　液体を飲み込む時に，余分な努力が必要だ	0	1	2	3	4
4　固形物を飲み込む時に，余分な努力が必要だ	0	1	2	3	4
5　錠剤（じょうざい）を飲み込む時に，余分な努力が必要だ	0	1	2	3	4
6　飲み込むことが苦痛だ	0	1	2	3	4
7　食べる喜びが飲み込みによって影響を受けている	0	1	2	3	4
8　飲み込む時に，食べ物がのどに引っかかる	0	1	2	3	4
9　食べる時に咳が出る	0	1	2	3	4
10　飲み込むことはストレスが多い	0	1	2	3	4

図4　Eating Assessment Tool-10（EAT-10）日本語版

▶Chapter 10　Eating Assessment Tool-10（EAT-10）日本語版の評価・判定方法 →（eラーニング▶スライド15）

飲み込みの問題の経験を，「0点：問題なし」から「4点：非常に問題あり」の5段階評定で尋ねる．そして，EAT-10日本語版が実施できない場合，もしくはEAT-10日本語版が実施できて10項目の合計点が3点以上を「摂食嚥下機能の問題を認める可能性が高い」と判定する．

▶Chapter 11　KTバランスチャート →（eラーニング▶スライド16）

包括的食支援ツールとして，KTバランスチャート（Kuchikara Taberu Balance Chart：以下KTBCと称する）は，2015年に小山らにより作成された（**図5**）．KTBCは，対象者の不足部分を補いながら可能性や強みを引き出す支援スキルとケアリングが内包され，多職種連携による治療・ケア・リハビリテーションを展開していくための視覚的共通言語として活用できる．

KTBCの評価構成は以下の四つの視点，13項目で構成されており，それらは複合的に連動する．

1）心身の医学的視点［①食べる意欲，②全身状態，③呼吸状態，④口腔状態］，2）摂食嚥下の機能的視点［⑤認知機能（食事中），⑥咀嚼・送り込み，⑦嚥下）］，3）姿勢・活動的視点［⑧姿勢・耐久性，⑨食事動作，⑩活動）］，4）摂食状況・食物形態・栄養的視点［（⑪摂食状況レベル，⑫食物形態，⑬栄養状態）］

▶Chapter 12　KTバランスチャートの評価指標とその構造・信頼性・精度 →（eラーニング▶スライド17～18）

評価方法は，それぞれの13項目を評価指標に沿って1～5点でスコア化し，レーダーチャートを作成する．次に不足な点と強みを抽出し，それらの原因・誘因についてアセスメントしつつ，アプローチの

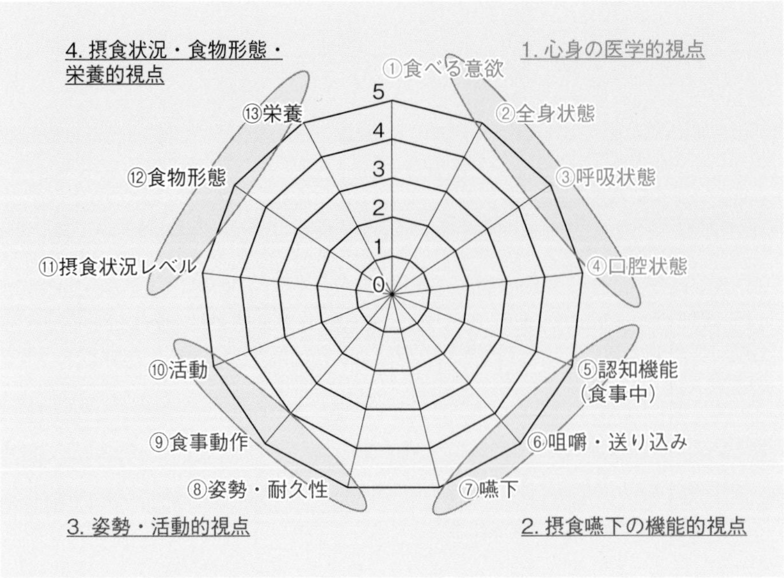

図5　KTバランスチャート

具体的方法をプランする．

信頼性と妥当性は，摂食嚥下機能，ADL，栄養状態，認知機能を各々Functional Oral Intake Scale（FOIS），Barthel Index（BI），Mini Nutritional Assessment Short Form（MNA-SF），Cognitive Performance Scale（CPS）で評価し，KTBCとの相関をみた．検者間信頼性weighted kappa係数は0.54-0.96，検者内信頼性では0.68-0.98，Cronbachのα係数は0.892であった．KTBC値とFOIS，BI，MNA-SF，CPSのSpearman相関係数は，各々0.790，0.830，0.582，－0.673（すべて$p<0.001$）であったため，本評価ツールの信頼性・妥当性が認められている．

▶Chapter 13　KTバランスチャートの評価サイクル →（eラーニング▶スライド19）

KTBCは，全体像がレーダーチャートによって視覚的に示される．そのため，評価のみではなく，ケアやアプローチ介入による経時的変化がわかり，当事者や家族も含めた関係者で共通理解できる．本ツールは，可能（簡易的），日常の観察で評価が可能（非侵襲性），数分で評価できる（簡便），評価結果がレーダーチャートで視覚的に示される（ビジュアル的理解），不足面へのアプローチ方法がわかる（プラン性），実践結果が反映される（フィードバック）とポイントを網羅している．

アプローチ方法は，生活者として心身を整えていくために評価点が低い項目について必要な治療・ケア・リハビリの充実を図り，1点でもステップアップできる方法を多職種で検討していく．評価点の高い項目は維持や強化を意図しながら相互的に実施し，その結果をフィードバックしながらこのサイクルを繰り返していく．ただし，本ツールは単に点数の上昇だけをみるものではない．個別性をもって当事者のQOLの維持・向上につながるよう検討する．また，その点数の背景にある状況を適切にアセスメントし，同点数でも改善すべき点を検討し，関係者で共有することが重要である．

1 食べる意欲

評価	内容
1	促しや援助しても食べようとしない
2	促しや援助で少し食べる
3	促しや援助で半量食べる
4	促しや援助でほとんど食べる
5	解除の有無にかかわらず食べようとする，食べたいと意思表示する

2 全身状態

評価	内容
1	(全般)発熱があり，意識レベルは不良
2	(急性期疾患治療) 何らかの急性期疾患による発熱はあるが37.5度以下に解熱することがある．もしくは意識レベルが概ね良好 (回復期・生活期) 発熱があり，たびたび治療が必要となる
3	(急性期疾患治療) 3日≦37.5度以下で意識状態が概ね良好 (回復期・生活期) 1か月に1～2回37.5度≦の発熱があり，治療を要することがある
4	(急性期疾患治療) 7日≦発熱はなく，意識レベルは概ね良好 (回復期・生活期) 1か月に1～2回37.5度≦の発熱はあるが，特に治療しなくても解熱する
5	発熱はなく，意識レベルは良好

3 呼吸状態

評価	内容
1	絶えず痰貯留があり，1日10回以上の吸引が必要
2	痰貯留があり，1日5～9回の吸引が必要
3	痰貯留があり，1日5回未満の吸引が必要
4	痰貯留があるが，自力で喀出が必要
5	痰貯留や湿性嗄声がない

気管カニューレがある場合，-1点とする(ただし，最低点は1点とする)

4 口腔状態

評価	内容
1	口腔衛生は著しく不良で，歯や義歯に歯科治療が必要
2	口腔衛生が不良で，歯や義歯に歯科治療が必要
3	口腔衛生は改善しているが，歯や義歯の治療は必要
4	口腔衛生は良好だが，歯や義歯の治療は必要
5	口腔衛生は良好で，歯や義歯の治療は必要としない

5 認知機能(食事中)

評価	内容
1	食事中の認知機能が著しく低く，覚醒レベルも低く，全介助が必要
2	食事中の認知機能が低く，全介助が必要
3	食事中の認知機能が低く，一部介助が必要
4	食事中の認知機能は概ね保たれているが，介助を必要とすることがある
5	食事中の認知機能は良好で，介助なしで食事摂取可能

6 咀嚼・送り込み

評価	内容
1	食べるための口，舌，頬，顎の動きすべてがかなり困難
2	食べるための口，舌，頬，顎の動きのいずれかがかなり困難
3	食べるための口，舌，頬，顎の動きのいずれかがかなり困難だが，何らかの対処法で対応できる
4	食べるための口，舌，頬，顎の動きのいずれも概ね良好
5	すべての動きが良好

7 嚥下

評価	内容
1	嚥下できない，頻回のむせ，呼吸促迫，重度の誤嚥
2	嚥下は可能だが，むせや咽頭残留，呼吸変化を伴う
3	嚥下は可能だが，むせ・咽頭残留・複数回嚥下・湿性嗄声のいずれかを伴うが，呼吸変化なし
4	嚥下可能で，むせはない，咽頭残留はあるかもしれないが，処理可能，良好な呼吸
5	嚥下可能，むせ・咽頭残留はなく，良好な呼吸

8 姿勢・耐久性

評価	内容
1	ベッド上で姿勢を保持することが困難 あるいはベッド上ですべて食事をしている
2	リクライニング車いすで食事の姿勢を保持することが困難で，かなりの介助が必要
3	介助によりリクライニング車いす食事姿勢の保持が可能
4	介助により普通型車いすで食事姿勢保持が可能
5	介助なしで普通のいすで食事姿勢保持が可能

9 食事動作

評価	内容
1	すべての食物を皿から自分の口に運び咀嚼嚥下する食事動作に，相当の介助が必要．自力では食事動作の25%未満しかできない，あるいは経管栄養
2	介助が必要．自力で食事動作の25～50%を行う
3	一部介助が必要．自力で食事動作の50%以上を行う
4	食事動作に間接的な介助のみ(準備や見守り)が必要で，自立している (食事時間が長くかかる症例も含める)
5	食事動作が完全に自立している(自助具を使用している場合も含む)

10 活動

評価	内容
1	寝たきり，ベッドからの移乗，トイレ，食事，更衣などすべてに介助が必要
2	介助で車いすへの移乗が可能で，ベッドから離れて食事が可能だが，めったに外出はしない
3	介助で車いすへの移乗が可能で，ベッドから離れて食事が可能．さらに，介助でよく外出する
4	自力で車いすへの移乗が可能で，ベッドから離れて食事が可能だが，めったに外出しない
5	自力で車いすへの移乗が可能で，ベッドから離れて食事が可能．一人で外出が可能，あるいは介助でよく外出する

11 摂食状況レベル

評価	内容
1	人工栄養のみ，もしくは間接嚥下訓練のみ
2	少量の経口摂取(直接嚥下訓練を含む)は可能だが，おもに人工栄養に依存
3	半分以上が経口摂取で，補助的に経管栄養を使用
4	形態をかえた食事や飲料を経口摂取，経管栄養は使用しない
5	形態をかえずに食事や飲料を経口摂取，経管栄養は使用しない

12 食物形態

評価	内容
1	口からは何も食べていない
2	ゼリーやムース食をおもに食べる
3	ペースト食をおもに食べる
4	やわらか食をおもに食べる
5	普通食をおもに食べる

13 栄養

評価	内容
1	栄養状態がとても悪い
2	栄養状態が悪い
3	栄養状態が悪くない
4	栄養状態がよい
5	栄養状態がとてもよい

栄養補助診断基準

★3か月の体重減少の有無とBMIで総合評価する

3か月の体重変化		BMI		総合評価
3か月体重減少なし	3点	BMI 20.1～29.9	2点	評価5：合計5点
				評価4：合計4点
3か月体重変化3未満 or 不明	2点	BMI18.5～20.0，BMI30≦	1点	評価3：合計3点
				評価2：合計2点
3か月体重減少3～5%以上	1点	BMI18.5未満，不明	0点	評価1：合計1点
3か月体重減少5%以上	0点			

図6　KTバランスチャートの評価指標(小山編，2017.[7])(株式会社医学書院より許諾を得て掲載)

1. 評価・アプローチ方法
13項目を評価指標に沿って1～5点でスコア化し，レーダーチャートを作成する．次に不足な点と強みを抽出し，それらの原因・誘因についてアセスメントしつつ，アプローチの具体的方法をプランする．一定の期間で評価・アセスメント・プランのサイクルをくりかえす．

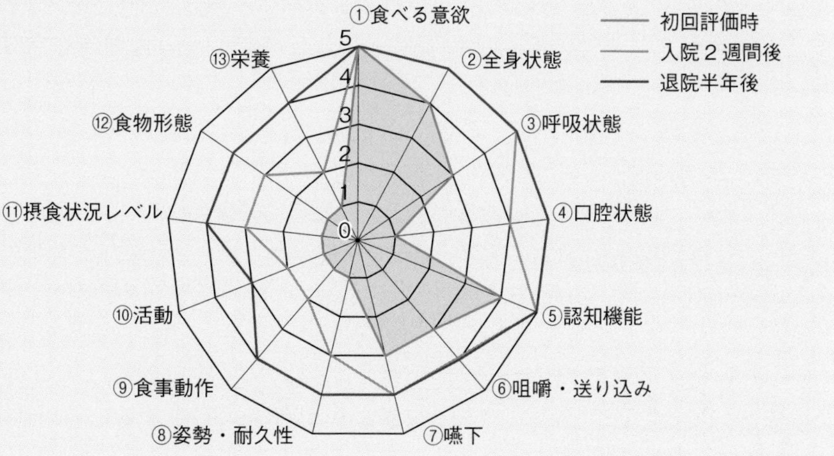

図7　KTバランスチャートの評価サイクル

▶Chapter 14 質問紙を用いた包括的評価実施時の留意点

→ (eラーニング▶スライド20)

質問紙を用いる際の留意事項は,

1) 自己記入をしてもらう場合は,特に目的と方法を明確に患者・家族に説明する.

2) 質問紙を用いて各項目について症状の頻度や重症度を問うが,患者・家族の判断を補おうとして,問診者の自己判断を入れないようにすることが必要である.

3) 質問紙を用いたスクリーニングの精度は,嚥下造影の結果によって確認されているが,精度が100%のものはない.そのため,質問紙の妥当性,信頼性,精度の範囲を理解して使用することが必要である.

4) 包括的評価を用いた主観的評価は精度が100%というわけではない.したがって,評価スケールの妥当性,信頼性,精度の範囲を理解して使用する必要がある.

Chapter 14の確認事項▶eラーニング スライド20対応

1 質問紙を用いる際の三つの留意事項を理解する.

2 包括的評価を用いる際の留意点を理解する.

文　献

1) 大熊るり,藤島一郎,小島千枝子,ほか:摂食・嚥下障害スクリーニングのための質問紙の開発.日摂食嚥下リハ会誌,6(1):3-8,2002.

2) 藤島一郎,大熊るり,神津玲,ほか:摂食・嚥下障害に対する簡易質問紙の開発.厚生省厚生科学研究費補助金長寿科学総合研究平成9年度研究報告,pp.94-99,1997.

3) 深田順子,鎌倉やよい,万歳登茂子,ほか:高齢者における嚥下障害リスクに対するスクリーニングシステムに関する研究.日摂食嚥下リハ会誌,10(1):33-44,2006.

4) 深田順子,鎌倉やよい,万歳登茂子,ほか:高齢者における嚥下障害リスクに対する他者評価尺度に関する研究.日摂食嚥下リハ会誌,10(3):220-230,2006.

5) 若林秀隆,栢下淳:摂食嚥下障害スクリーニング質問紙票EAT-10の日本語版作成と信頼性・妥当性の検証.静脈経腸栄養,29(3):871-876,2014.

6) Belafsky PC, Mouadeb DA, Rees CJ,et al.:Validity and reliability of the Eating Assessment Tool(EAT-10). Ann Otol Rhinol Laryngol, 117(12):919-924, 2008.

7) 小山珠美編集:口から食べる幸せをサポートするための包括的スキル—KTバランスチャートの活用と支援.第2版,医学書院,東京,2017.

8) Maeda K, Shamoto H, Wakabayashi H, Enomoto J, Takeichi M, Koyama T. Reliability and Validity of a Simplified Comprehensive Assessment Tool for Feeding Support:Kuchi-Kara Taberu Index. Journal of the American Geriatrics Society, DOI:10.1111/jgs.14508. 2016.

25 摂食嚥下障害の評価(スクリーニングテスト)

Lecturer ▶ 戸原　玄
東京医科歯科大学歯学部附属病院摂食嚥下リハビリテーション外来，大学院医歯学総合研究科医歯学系専攻老化制御学講座摂食嚥下リハビリテーション学分野教授

学習目標 Learning Goals

- スクリーニングテストの意義がわかる
- スクリーニングテストの実施方法がわかる

▶Chapter 1 スクリーニングテストとは →(eラーニング▶スライド2)

スクリーニングテストは，患者群を「ふるい分ける」際に用いられるものであるが，ここで説明されるスクリーニングテストは，おもに誤嚥の有無を判定するために用いられるテストを指す．このような場合，標準化された方法を用いることで，再現性や情報交換などに役立つ．なお，スクリーニングテストが必要とする要件は，安全，簡便，迅速，低コストである．

Chapter 1の確認事項▶eラーニング スライド2対応

1 スクリーニングテストの意義を理解する．

▶Chapter 2 感度・特異度・有病正診率・無病正診率・一致率(表1) →(eラーニング▶スライド3)

スクリーニングテストの精度を表す指標には感度，特異度などがある．感度は実際に疾患があった患者のうち，つまりここでは実際にVFやVEなどで誤嚥がみられた患者のうちテストで誤嚥ありと判定された患者の率，特異度は精査にて誤嚥がない患者のうちテストで誤嚥なしと判定された患者の率を表す．テストで誤嚥ありと判定された患者のうち精査で実際に誤嚥があった患者の率は有病正診率，その逆は無病正診率という．また，精査とテストの結果が一致した割合を一致率という．

Chapter 2の確認事項▶eラーニング スライド3対応

1 スクリーニングテスト精度判定の指標を理解する．

▶Chapter 3 反復唾液嚥下テスト(RSST：Repetitive Saliva Swallowing Test) →(eラーニング▶スライド4)

反復唾液嚥下テスト(RSST：Repetitive Saliva Swallowing Test，**図1**)[1, 2]は，被験者の喉頭隆起と舌骨に人差し指と中指の指腹をあて，30秒間に何回嚥下できるかを測定する．3回/30秒未満であれば陽性，誤嚥ありと判定する．嚥下障害患者では嚥下の繰り返し間隔が延長すると報告され，また，感度は0.98，特異度は0.66と報告されている．

表1　感度・特異度・有病正診率・無病正診率・一致率について

	検査結果（＋）	検査結果（－）
疾患（＋）	A	B
疾患（－）	C	D

感度＝A/（A＋B）
特異度＝D/（C＋D）
有病正診率＝A/（A＋C）
無病正診率＝D/（B＋D）
一致率＝（A＋D）/（A＋B＋C＋D）

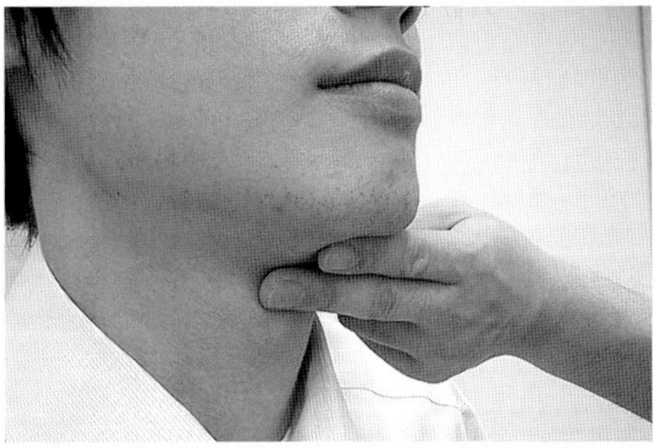

図1　反復唾液嚥下テスト（RSST）
人差し指と中指で甲状軟骨を触知し，30秒間に何回嚥下できるかをみる．3回/30秒未満を陽性とする．嚥下障害患者では嚥下の繰り返し間隔が延長すると報告されている．

Chapter 3の確認事項 ▶ **eラーニング スライド4対応**

1 反復唾液嚥下テスト（RSST）の概要を理解する．

▶Chapter 4　水飲みテスト → （eラーニング ▶ **スライド5**）（参照 ▶ P. 28, 29）

水飲みテスト[3]は，常温の水30mLを患者に飲ませて，その際の状態から患者の状態を把握するものである．このテストは経験的に行われてきた水の嚥下を標準化した点に功績が大きいが，感度や特異度などの情報がなく，量の問題から重症例に用いることが難しいとされる．

▶Chapter 5　改訂水飲みテスト（MWST：Modified Water Swallowing Test） → （eラーニング ▶ **スライド6**）

改訂水飲みテスト（MWST：Modified Water Swallowing Test，**図2**）[4]は3mLの冷水を嚥下させて誤嚥の有無を判定するテストである．口腔内に水を入れる際に咽頭に直接流れ込むのを防ぐため，舌背には注がずに必ず口腔底に水を入れてから嚥下させる．評点が4点以上であれば，最大でさらに2回繰り返し，最も悪い場合を評点とする．カットオフ値を3点とすると誤嚥有無判別の感度は0.70，特異度は0.88と報告されている．

▶Chapter 6　フードテスト（FT：Food Test） → （eラーニング ▶ **スライド7**）

フードテスト（Food Test）[4]（**図3**）は，茶さじ一杯（約4g）のプリンを食させて評価するテストで，嚥下後の口腔内残留が評価の対象になっている点が改訂水飲みテストと異なる．カットオフ値を4点とすると，誤嚥有無判別の感度は0.72，特異度は0.62と報告されている．

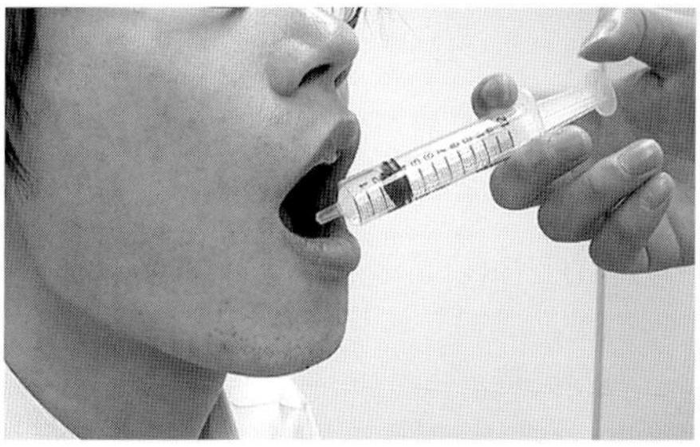

図2　改訂水飲みテスト（MWST）
冷水3mLを口腔底に注ぎ嚥下を命じる．
嚥下後反復嚥下を2回行わせる．
評価基準が4点以上なら最大2施行繰り返し，最も悪い場合を評点とする．

評価基準
1. 嚥下なし，むせるand/or呼吸切迫
2. 嚥下あり，呼吸切迫（Silent Aspirationの疑い）
3. 嚥下あり，呼吸良好，むせるand/or 湿性嗄声
4. 嚥下あり，呼吸良好，むせない
5. 4に加え，反復嚥下が30秒以内に2回可能

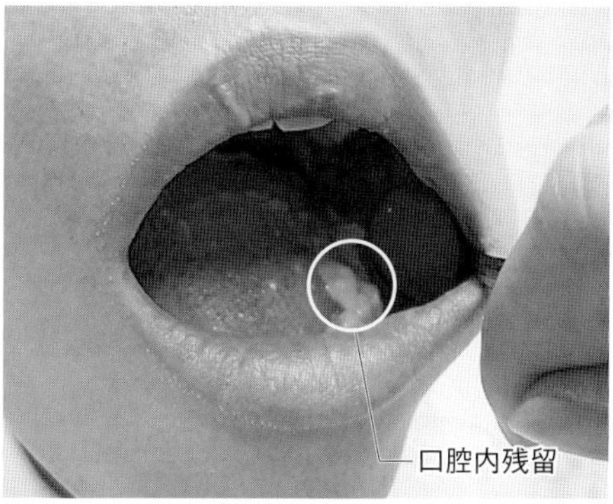

図3　フードテスト（FT）
プリン茶さじ一杯（約4g）を舌背前部に置き嚥下を命じる．
嚥下後反復嚥下を2回行わせる．
評価基準が4点以上なら最大2施行繰り返す．
最も悪い場合を評点とする．

評価基準
1. 嚥下なし，むせるand/or呼吸切迫
2. 嚥下あり，呼吸切迫（Silent Aspirationの疑い）
3. 嚥下あり，呼吸良好，むせるand/or湿性嗄声，口腔内残留中等度
4. 嚥下あり，呼吸良好，むせない，口腔内残留ほぼなし
5. 4に加え，反復嚥下が30秒以内に2回可能

▶Chapter 7　改訂水飲みテストおよびフードテストの評価の流れ（図4）

→（eラーニング▶スライド8）

改訂水飲みテストおよびフードテストは，いずれも結果が良好であれば最大で3回繰り返して最低点を評点にする．よって，3回とも良好に嚥下できないと，4点もしくは5点の評点とはならない．

Chapter 7の確認事項▶eラーニング スライド8対応

1 MWST，フードテストの評価の流れと評価指標を理解する．

▶Chapter 8　嚥下前・後レントゲン撮影（SwXP：Pre and Post Swallowing XP）（図5）

→（eラーニング▶スライド9）

嚥下前・後レントゲン撮影（SwXP：Pre and Post Swallowing XP）[5]は，4mL液体状バリウムの嚥下前後に側面の単純X線撮影を行い，その像の比較および検査の際のエピソードにより評価する方法である．液体の誤嚥判別の感度は0.84，特異度は0.94と報告されている．

▶Chapter 9　咳テスト（CT：Cough Test）（図6）

→（eラーニング▶スライド10）

咳テストは，不顕性誤嚥のスクリーニングテストである[6~8]．刺激物をネブライザより噴霧し，経口

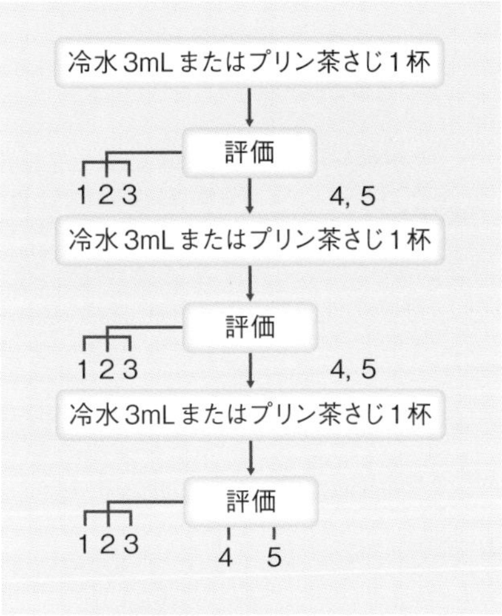

図4　改訂水飲みテストおよびフードテストの評価の流れ
（1～5の数字は，それぞれの評価基準を表す）

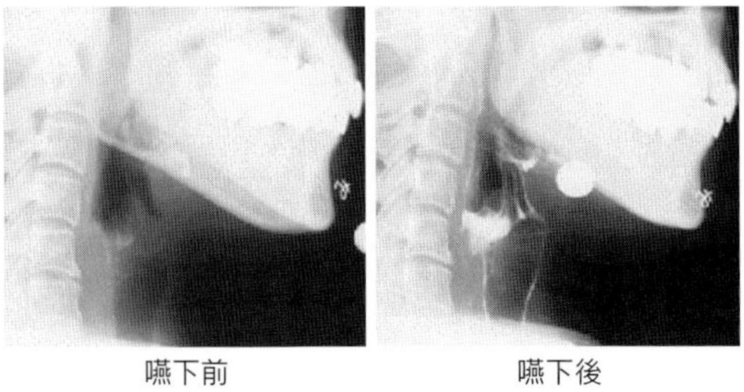

図5　嚥下前・後レントゲン撮影（SwXP）
手技
まず対照像として側面の単純X線写真を撮影.
50%バリウム液4mLを嚥下させ1分後に撮影する.
対照像との比較で誤嚥，喉頭侵入，咽頭残留を同定.

評価基準
1. 誤嚥中等度以上 and/or Silent Aspiration あり，or 嚥下運動なし
2. 誤嚥わずかで顕性
3. 喉頭侵入
4. 口腔・咽頭残留
5. 正常範囲

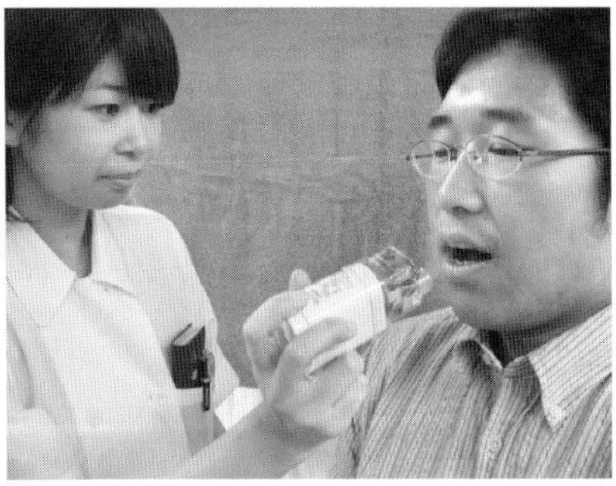

図6　咳テスト
酒石酸を用いる方法とクエン酸を用いる方法がある.

的に吸入させて咳反射を誘発させる方法である．1.0w/v%のクエン酸生理食塩水を超音波ネブライザより吸入させて，30秒以内に1回でも咳反射がみられた場合を陰性と判定した場合，誤嚥がみられる患者から不顕性誤嚥を検出する感度は0.92，特異度は0.94と報告されている．そのほか，酒石酸を用いた方法や，ジェット式ネブライザを用いた方法も報告されている.

Chapter 9 の確認事項 ▶ **e ラーニング スライド 10 対応**

1 咳テストの概要，不顕性誤嚥検出のスクリーニングであることを理解する.

▶ Chapter 10　非 VF 系摂食嚥下障害評価フローチャート → （e ラーニング ▶ スライド 11，12）

複数のテストを組み合わせて患者の状態を判別するフローチャート（**図7**）も報告されている[4)]．このフローチャートで使用する臨床的テストはMWST，FT，SwXPの三つで，ゴールが誤嚥の有無判別ではなく，食物を用いた直接訓練開始が可能か，またはVFによる精査が必要かであることに注意して使用する．フローチャートを使用する際には，重篤な危険を避けるために四つの前提条件および三つのチェック項目を設けてある．ここに示す前提条件をクリアしない症例は適応外とし，三つのチェック項目

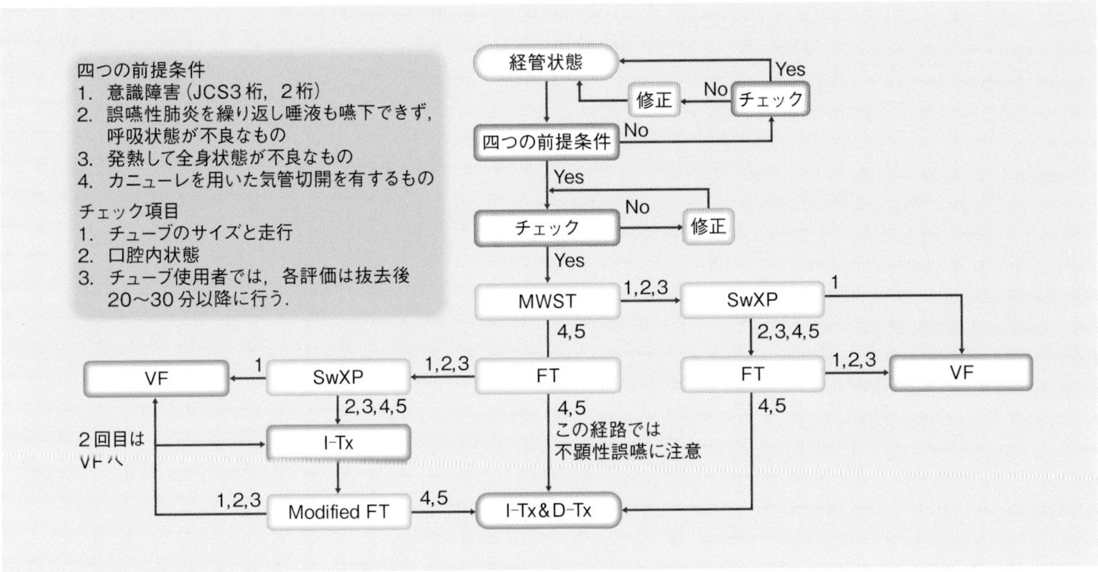

図7　非 VF 系摂食嚥下障害評価フローチャート

四つの前提条件に当てはまらずチェック項目をクリアした患者のみ臨床的テストに進む．ゴールは「VF による精査が必要」または「直接訓練開始可能」のいずれかになっている．MWST：改訂水飲みテスト，FT：フードテスト，SwXP：嚥下前・後レントゲン撮影，I-Tx：Indirectly Training and Exercise（間接訓練；indirect therapy），D-Tx：Directly Training and Exercise（直接訓練；direct therapy），Modified FT：体位などを調整したフードテスト

チャート中の各スクリーニング後の経路を決定する 1 から 5 までの数字は，各スクリーニングの評価基準を表す．

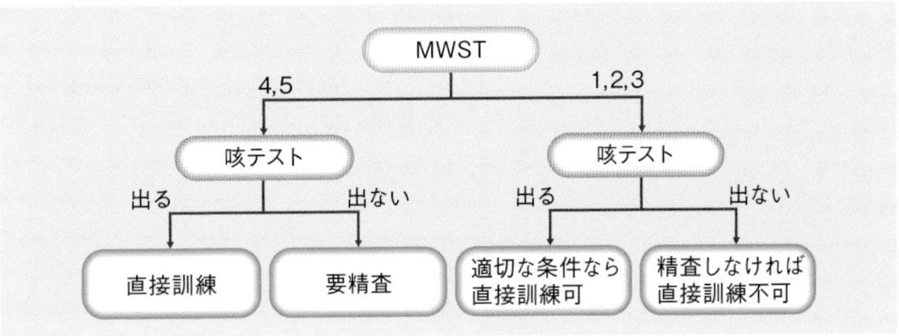

図8　咳テストと MWST の組み合わせ

1 〜 5 の数字は，MWST の評価基準を表す．

をクリアしないものは修正したあとに各臨床的テストを行う．

Chapter 10 の確認事項 ▶ **e ラーニング スライド 11，12 対応**

1 非 VF 系摂食嚥下障害の判別目的を理解する．

▶ Chapter 11　咳テストと MWST の組み合わせ → （e ラーニング ▶ **スライド 13**）

咳テストと MWST を組み合わせたフローチャート（**図8**）も考案されている[7]．このチャートのゴールも誤嚥有無判別だけではないことに留意する．

・大まかな状態が把握できるが細かいところはわからない.
・しかし，複数使うと多くの情報が手に入る.

(例1)　主訴；流涎．食物形態；きざみ食.
RSST；0回，MWST；3点(むせ)，FT；4点，CT；咳あり，顎は左右に動く，発熱なし.

→唾液はうまく飲めないが，食事の誤嚥はなさそう.

(例2)　主訴；むせ．食物形態；ミキサー食.
RSST；3回，MWST；3点(嗄声)，FT；4点，CT；咳なし，顎は左右に動かない，発熱あり.

→嚥下は起きているが，不顕性誤嚥の可能性が高く誤嚥の疑いが強い.

表2　スクリーニングテストの考え方

Chapter 11の確認事項▶**eラーニング スライド13対応**

1 咳テストとMWSTを組み合わせたフローチャートの判別目的を理解する.

▶Chapter 12　スクリーニングテストの考え方(表2) →（eラーニング▶**スライド14**）

スクリーニングテストを使用する際には，それぞれのテストは大まかな状態を把握するまでのものであることを知ったうえで使う．また，あるテストで状態が不良であると判断された場合にも，別のテストではよい結果が出る可能性もある．たとえば表2中の例1のような症例にいくつかのテストを行ってみると，唾液の嚥下は困難であるが食物の誤嚥は心配なさそうなことが想像される．また例2では，自発的な嚥下は可能であるも不顕性誤嚥の可能性が高いと考えられる.

Chapter 12の確認事項▶**eラーニング スライド14対応**

1 スクリーニングテストの考え方を理解する.

▶Chapter 13　スクリーニングテストの適用の仕方 →（eラーニング▶**スライド15**）

テストとして用いる場合には，誰がどのようなタイミングで使用するかをある程度決めておくとよい．それにより，摂食嚥下障害への介入が行いやすくなる.

Chapter 13の確認事項▶**eラーニング スライド15対応**

1 スクリーニングテスト実施の要点を理解する.

文　献

1) 小口和代，才藤栄一，水野雅康，馬場尊，奥井美枝，鈴木美保：機能的嚥下障害スクリーニングテスト「反復唾液嚥下テスト」の検討(1)正常値の検討．リハ医学，37(6)：375-382，2000.
2) 小口和代，才藤栄一，馬場尊，楠戸正子，田中ともみ，小野木啓子：機能的嚥下障害スクリーニングテスト「反復唾液嚥下テスト」の検討(2)妥当性の検討．リハ医学，37(6)：383-388，2000.
3) 窪田俊夫，ほか：脳血管障害における麻痺性嚥下障害―スクリーニングテストとその応用について―．総合リハ，10：271-276，1982.
4) 戸原玄，才藤栄一，馬場尊，小野木啓子，植松宏：Videofluorographyを用いない摂食・嚥下障害評価フローチャート．日摂食嚥下リハ会誌，6(2)：196-206，2002.

5) 水野雅康，才藤栄一：単純レントゲン検査による嚥下障害のスクリーニング　造影剤嚥下前・後レントゲン像とvideofluorography所見との比較．リハ医学，37 (10)：669-675，2000.
6) 若杉葉子，戸原玄，中根綾子，後藤志乃，大内ゆかり，三串伸哉，竹内周平，高島真穂，津島千明，千葉由美，植松宏：不顕性誤嚥のスクリーニング検査における咳テストの有用性に関する検討．日摂食嚥下リハ会誌，12 (2)：109-117, 2008.
7) Wakasugi Y, Tohara H, Hattori F, Motohashi Y, Nakane A, Goto S, Ouchi Y, Mikushi S, Takeuchi S, Uematsu H：Screening test for silent aspiration at the bedside. Dysphagia, 23 (4)：364-370, 2008.
8) Sato M, Tohara H, Iida T, Wada T, Inoue M, Ueda K：A simplified cough test for screening silent aspiration. Arch Phys Med Rehabil, 93：1982-1986, 2012.

26 その他のスクリーニングテスト

Lecturer▶ 高橋浩二
昭和大学歯学部スペシャルニーズ口腔医学講座口腔リハビリテーション医学分野教授

学習目標 Learning Goals

- その他のスクリーニングテストの種類と意義がわかる
- その他のスクリーニングテストの実施方法がわかる

1 水飲みテスト

▶Chapter 1 各種の水飲みテスト（表1）→（eラーニング▶スライド3）

水飲みテストは最も準備しやすく，かつ生命維持に不可欠な水を検査食として嚥下する評価法であり，直接訓練の可否を決定する際に高い頻度で行われるスクリーニング法である．水は食生活や嗜好とは全く無関係で，世界中のいかなる場所や状況においても誰にでも適用しうる，普遍的な性状の唯一の検査食であるといえる．水は流れが速く誤嚥しやすいものの，誤嚥量が少量であれば他の検査食と比べ有害事象の発生は少ない．喉頭や気管内の感覚が低下した高齢者などでは，少量の水分の誤嚥では咳反射は惹起されず不顕性誤嚥になりやすいため，後述する頸部聴診を本法と併用することが望まれる．患者の状態から判断して誤嚥を起こす可能性が高いと予想される場合には水分量の少ない評価法が選択される．

Chapter 1の確認事項▶eラーニング スライド3対応

1 水飲みテストの特性を理解する．

▶Chapter 2 水飲みテスト（窪田）の手順→（eラーニング▶スライド4）

日本では窪田らが1982年に報告した30 mLの水分を用いた水飲みテストを報告した（**表2**）[1]．水を飲

表1 各種の水飲みテスト

- 水は，誤嚥しやすいが誤嚥しても他の飲食物と比べてリスクが小さいので，水を飲ませて嚥下機能を評価する検査法は古くからある
  嚥下後の咳（むせ）や湿性嗄声などを観察する
  不顕性誤嚥に注意
- 負荷量は方法により大きく異なる
  少量では，誤嚥の可能性が小さく，誤嚥しても不顕性誤嚥になりやすい
  多量では，誤嚥の可能性が大きく，顕性誤嚥になりやすい
- 誤嚥の可能性が高い症例には，改訂水飲みテストなど，負荷量の小さいものを選ぶべきである
- 軽度の嚥下障害をスクリーニングする場合には負荷量の多いものを適応してもよい
- 嚥下誘発テスト（Swallowing Provocation Test）は少量の水を咽頭に滴下して嚥下が起こるかを観察
  誤嚥性肺炎との関連は高いが，摂食中の誤嚥との関連は証明されていない

表2　水飲みテスト（窪田）の手順，プロフィール，判定基準

手順	常温の水30mLを注いだ薬杯を，椅座位の状態にある患者の健手に手渡しし，「この水をいつものように飲んでください」という． 水を飲み終わるまでの時間，プロフィール，エピソードを測定，観察する．
プロフィール	1．1回でむせることなく飲むことができる 2．2回以上に分けるが，むせることなく飲むことができる 3．1回で飲むことができるが，むせることがある 4．2回以上に分けて飲むにもかかわらず，むせることがある 5．むせることがしばしばで，全量飲むことが困難である
判定基準	プロフィール1で5秒以内：正常範囲 プロフィール1で5秒以上，プロフィール2：疑い プロフィール3-5：異常

（エピソード：すするような飲み方，含むような飲み方，口唇からの水の流出，むせながらも無理に動作を続けようとする傾向，注意深い飲み方などを記録）

み終わるまでの状態を観察して，5点満点で評価する．また，水を飲んだ際に，すする，むせるなど何らかのエピソードがあれば記録しておくようにする．ただし，本法は誤嚥の判定などに対する感度や特異度などについては明らかではない．

Chapter 2の確認事項 ▶ eラーニング スライド4対応

1 窪田式水飲みテストの手順と判定規準を理解する．

▶ Chapter 3　そのほかの水飲みテスト → （eラーニング ▶ スライド5）

そのほかにも，水分を用いたスクリーニングテストが複数報告されている．

30mLの水分のうち，はじめに5mLをスプーンから2度飲ませて異常がなければ残りを嚥下させる方法も報告され[2]，むせと声の変化を誤嚥の判別に用いた場合，感度0.72，特異度0.67と報告されている．

現在まで10mL，50mL，3oz（約90mL），100mL，150mLなど，異なる量による水飲みテストが国内外で報告されているが，被験者も高齢者，脳血管障害，頭頸部癌術後患者など報告により異なり，判定基準や判定精度もさまざまである．

すなわち，改訂水飲みテストのように水の量，判定基準について多くの専門家のコンセンサスが得られたゴールドスタンダードとして確立された水飲みテストは現状では存在していない．しかしながら，改訂水飲みテストで用いる3mLの水では嚥下反射の惹起が困難な患者も少なくなく，また通常の“適度”な一口量は20～25mLとされ，経口摂取を制限されている患者がコップ半分程度あるいはそれ以上の量の飲水を日常的に行っている事例に訪問診療でしばしば遭遇することから，100mL程度の規定された量で，判定基準および判定精度について専門家のコンセンサスが得られた水飲みテストが確立されることが強く望まれる．

Simple 2-step Swallowing Provocation Test（以後SPT）は臥位の患者に対して経鼻的に5Frのカテーテルを上咽頭へ挿入し，まず0.4mLの水を注入し，嚥下の誘発を観察し，次いで2mLの水を注入し観察する方法で，注入後3秒以上反射が起こらない場合を異常所見とするものである．これは嚥下反射の惹起性に対するテストであり，誤嚥性肺炎との関連について，水飲みテストとの比較が報告されている．むせと湿性嗄声を異常所見とした10mLおよび30mL水飲みテストでは，誤嚥性肺炎患者検出の感

度がそれぞれ0.71，0.72，特異度が0.71，0.70であったのに対し，SPTでは0.4mLの水で感度1.00，特異度0.84，2.0mLの水で感度0.76，特異度1.00であったとしている．しかし，摂食中の誤嚥そのものとの関連は明らかとされていない．すなわちこのテストは実際の誤嚥や喉頭侵入の有無を判別する判定法ではなく，誤嚥性肺炎のハイリスク者を検出するテストであることを理解しておく必要がある．また0.4mLの水に対して嚥下反射を誘発しない臥位の患者にさらに2mLの水を注入する方法自体を推奨することはできないとする意見もある．

Chapter 3の確認事項▶**eラーニング スライド5対応**

1 各種水飲みテストの特性を理解する．

2 頸部聴診

▶Chapter 4 **頸部聴診**（図1）→（eラーニング▶**スライド6，7**）

聴診器で嚥下音や呼吸音を聴診する方法で，誤嚥の有無判別の感度は0.84，特異度は0.71，著明な喉頭侵入を含む誤嚥有無判別の感度は0.66，特異度は0.62とする報告もある．また，嚥下造影時に記録した嚥下音と嚥下前後の呼吸音を聴覚的に判定し，誤嚥，喉頭侵入，貯留も含めた異常所見の有無について判別させたところ，VF所見との判定一致率は83％であったとする報告もある．

聴診器の接触子は膜型，ベル型のいずれを用いても評価可能だが，乳児用聴診器など小形のものを用いたほうが扱いやすく，また，嚥下時産生音の検出には輪状軟骨直下の気管外側上皮膚面が適しているとされる．

健常例の嚥下では清明な呼吸音に続き，嚥下に伴う呼吸停止，嚥下音，嚥下後の清明な呼気が聴診できる．異常がある場合には，嚥下反射の惹起前に咽頭へ食物が流れ込む音，喘鳴，咳（気息性の弱い咳は聴診で明らかとなる），咳払い，湿性嗄声などが比較的高い割合で聴診できるとの報告がある．

表3に，嚥下音，呼吸音の異常所見をまとめた．

聴診器で嚥下音や嚥下後の呼気音（呼吸音）などを聴診し，誤嚥などを推定しようとする方法
嚥下前後の呼気音（呼吸音）および嚥下音を聴診
聴診器は乳児用など小型のものを使用
聴診部位は嚥下時の喉頭挙上運動を妨害しないように輪状軟骨下の気管付近が適する

健常例
1．清明な呼気音（呼吸音）に続き
2．嚥下に伴う呼吸停止
3．嚥下音
4．嚥下後の清明な呼気音（呼吸音）

異常がある場合
嚥下反射前に咽頭へ食物が流れ込む音，喘鳴，咳，咳払い，
湿性嗄声などが比較的高い割合で聴診できるとの報告がある．

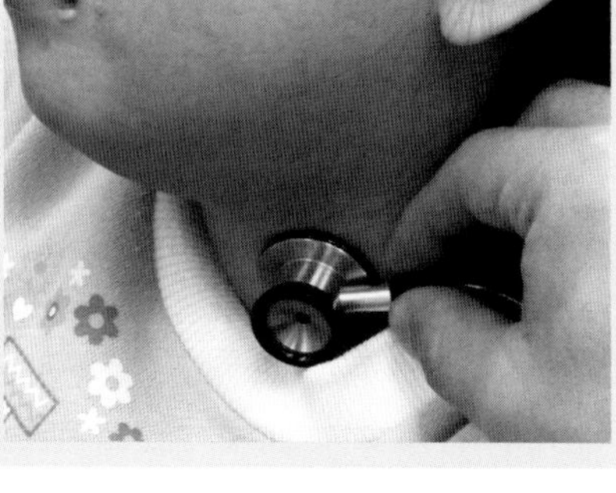

図1　頸部聴診

表3　頸部聴診の判定

嚥下音	判定
長い嚥下音や弱い嚥下音，複数回の嚥下音	舌による送り込み障害，咽頭収縮の減弱，喉頭挙上障害，食道入口部の開大障害
泡沫音（bubbling sound），むせに伴う喀出音	誤嚥
嚥下音の間の呼吸音	呼吸と嚥下の協調障害 喉頭侵入，誤嚥

嚥下後の呼吸音	判定
湿性音（wet sound），嗽音（gargling sound）など	咽頭残留，喉頭侵入，誤嚥
むせに伴う喀出音，喘鳴様呼吸音	誤嚥

表4　聴診手技の例

step	指示に従える例に対する頸部聴診手技の例	指示に従えない例に対する頸部聴診手技の例
1	口腔清掃後，発声させ，湿性音が聴取される場合は貯留物をハフィング，強い咳嗽により排出あるいは吸引する	口腔清掃後，口腔清掃に伴う機械的刺激で分泌された唾液や口腔・咽頭・喉頭内の貯留物を吸引する
2	意識的に一定の強さで呼気を産生した時の呼気音の聴診（湿性雑音のないクリアな呼気音） 湿性雑音が聴取される場合はクリアな呼気音が聴取されるまで排出や吸引を繰り返す	自発呼吸音を聴診し，湿性呼吸音が確認される場合はクリアな呼吸音が聴取されるまで吸引操作を繰り返す
3	空嚥下により嚥下反射が惹起されることを確認	嚥下促通手技などで嚥下反射が惹起されることを確認
4	呼気音の聴診（湿性雑音のないクリアな呼気音） 湿性雑音が聴取される場合はクリアな呼気音が聴取されるまで排出や吸引を行う	自発呼吸音を聴診し，湿性呼吸音が確認される場合はクリアな呼吸音が聴取されるまで吸引操作を行う
5	試料の嚥下（嚥下音の聴取）	試料の嚥下（嚥下音の聴取）
6	呼気音の聴診（2，4のクリアな呼気音と比較）	自発呼吸音の聴取（2，4の呼吸音と比較）

Chapter 4の確認事項▶**eラーニング スライド6，7対応**

1 頸部聴診の特性と，聴診音の種類，判定基準を理解する．

Chapter 5　聴診手技の例 →（eラーニング▶**スライド8**）

表4に聴診法の具体的な手技をまとめた．指示に従える患者とそうでない患者に対する頸部聴診手技の例であるが，嚥下前のクリアな呼気音（呼吸音）をしっかり確認し，この呼気音（呼吸音）と嚥下後の呼気音（呼吸音）を比較することが非常に重要である．

いずれの場合においても検査試料や一口量を変えたり，姿勢調節法などを適用しながら検査を繰り返し行うが，試料嚥下後に誤嚥が疑われた場合には，ただちに検査を中断し，すみやかに排出処置（前傾姿勢とハフィング）と吸引処置を行う．

Chapter 5の確認事項▶**eラーニング スライド8対応**

1 聴診手技を理解する．

3 エバンス ブルー ダイテスト

▶Chapter 6　エバンス ブルー ダイテスト(Evans Blue Dye Test)　改訂エバンス ブルー ダイテスト(Modified Evans Blue Dye Test)

→(eラーニング▶スライド9)

気管切開患者に対する誤嚥のスクリーニングテストとして考案されたものがこれらのテストである.エバンスブルーは,血管内投与をして傷害細胞や血管透過性などを調べるために用いられた試薬で,気管内投与をしても生体に大きな影響を与えることのない色素と考えられるので使用されたと思われる.これ以外の色素を使用することの安全性は定かではないことに注意されたい.

原法のエバンス ブルー ダイテストでは4時間ごとに1%濃度のEvans blue dye 4滴を舌に滴下し,気管孔からの吸引液が青く染まった場合を誤嚥ありとしている.これに対し,半固形物や液体に色素を混入して用いる方法が改訂エバンス ブルー ダイテストである.感度・特異度は前者が0.80・0.62,後者が0.82・0.38と報告されている.

Chapter 6の確認事項▶eラーニング スライド9対応

1 エバンス ブルー ダイテスト,改訂エバンス ブルー ダイテストの概要を理解する.

4 パルスオキシメトリ

▶Chapter 7　SpO_2;パルスオキシメトリによる酸素飽和度

→(eラーニング▶スライド10)

過去には,嚥下後のSpO_2の低下は誤嚥と関連があると報告されてきたが,現在では否定的な意見が多い(**表5**).心肺機能に異常がなければ少量の誤嚥でSpO_2が低下しないのはむしろ当然で,誤嚥のスクリーニングはできないと考えられる.しかし,全身状態のモニターとしてのSpO_2計測は重要で,直接訓練中にSpO_2が低下した場合には,呼吸機能の低下や大量の誤嚥など,無視することのできない何かが起こったと判断しなければならない.

Chapter 7の確認事項▶eラーニング スライド10対応

1 SpO_2と誤嚥との関係を理解する.

表5　SpO_2:パルスオキシメトリによる経皮的酸素飽和度

- 過去には嚥下後のSpO_2の低下は誤嚥と関連があるとの報告があった
- その後,SpO_2の低下は姿勢変換,嚥下,咳などによって起こり,誤嚥の指標にはならないとの報告が複数あり
- 結局,誤嚥のスクリーニングはできない
- しかし,呼吸状態と心拍数のモニターとしてSpO_2計測は重要である

文　献

1) 窪田俊夫，ほか：脳血管障害における麻痺性嚥下障害—スクリーニングテストとその臨床応用について—．総合リハ，10：271-276，1982.

2) Nishiwaki K, et al.：Identification of a simple screening tool for dysphagia in patients with stroke using factor analysis of multiple dysphagia variables. J Rehabil Med, 37 (4)：247-251, 2005.

3) 横関恵美，ほか：急性期脳梗塞による嚥下障害における改訂水飲みテストと1%とろみつき水飲みテストの併用法の有用性について．脳卒中，39 (1)：12-18，2017.

4) Nathadwarawala KM, Nicklin J, Wiles CM：A timed test of swallowing capacity for neurological patients. J Neurol Neurosurg Psychiatry, (55)：822-825, 1992.

5) Wu MC, Chang YC, Wang TG, et al.：Evaluating swallowing dysfunction using a 100-ml water swallowing test. Dysphagia, 19 (1)：43-47, 2004.

6) Gordon C, et al.：Dysphagia in acute stroke. Br Med J (Clin Res Ed), 295 (6595)：411-414, 1987.

7) DePippo KL, et al.：Validation of the 3-oz water swallow test for aspiration following stroke. Arch Neurol, 49 (12)：1259-1261, 1992.

8) Wu MC, et al.：Evaluating swallowing dysfunction using a 100-ml water swallowing test. Dysphagia, 19 (1)：43-47, 2004.

9) Robbins JA, et al.：A modification of the modified barium swallow, Dysphagia, 2：83-86, 1987.

10) Teramoto S, et al.：Detection of aspiration and swallowing disorder in older stroke patients：simple swallowing provocation test versus water swallowing test. Arch Phys Med Rehabil, 81 (11)：1517-1519, 2000.

11) Teramoto S, et al.：Detection of aspiration and swallowing disorder in older stroke patients：simple swallowing provocation test versus water swallowing test. Arch Phys Med Rehabil, 81 (11)：1517-1519, 2000.

12) Kagaya H, et al.：Simple swallowing provocation test has limited applicability as a screening tool for detecting aspiration, silent aspiration, or penetration. Dysphagia, 25 (1)：6-10, 2010.

13) Frakking TT, et al.：The Use of Cervical Auscultation to Predict Oropharyngeal Aspiration in Children.：A Randomized Controlled Trial. Dysphagia, 31 (6)：738-748, 2016.

14) 平野　薫，ほか：嚥下障害判定のための頸部聴診法の診断精度の検討．日口外誌，47 (2)：93-100，2001.

15) 高橋浩二，ほか：頭頸部腫瘍患者の嚥下障害に対する頸部聴診法の判定精度の検討．頭頸部腫瘍，27 (1)：198-203，2001.

16) Takahashi K, et al.：Methodology for detecting swallowing sounds. Dysphagia, 9 (1)：54-62, 1994.

17) Takahashi K, et al.：Symmetry and reproducibility of swallowing sounds. Dysphagia, 9 (3)：168-173, 1994.

18) Nozue S, et al.：Accuracy of cervical auscultation in detecting the presence of material in the airway. Clin Exp Dent Res, 16 (6)：209-214, 2017.

19) O'Neil-Pirozzi TM, et al.：Simultaneous modified barium swallow and blue dye tests：a determination of the accuracy of blue dye test aspiration findings. Dysphagia. 18 (1)：32-38. 2003.

20) Béchet S, et al.：Diagnostic Accuracy of the Modified Evan's Blue Dye Test in Detecting Aspiration in Patients with Tracheostomy：A Systematic Review of the Evidence. Dysphagia, 31 (6)：721-729, 2016.

21) Winklmaier U, et al.：The accuracy of the modified Evans blue dye test in detecting aspiration in head and neck cancer patients. Eur Arch Otorhinolaryngol. 264 (9)：1059-1064, 2007.

22) Wang TG, et al.：Pulse oximetry does not reliably detect aspiration on videofluoroscopic swallowing study. Arch Phys Med Rehabil, 86 (4)：730-734, 2005.

23) Britton D, et al.：Utility of Pulse Oximetry to Detect Aspiration：An Evidence-Based Systematic Review. Dysphagia, 33 (3)：282-292, 2018.

27 医療機器による評価

Lecturer ▶ 中山渕利
日本大学歯学部摂食機能療法学講座准教授

学習目標 *Learning Goals*

- 嚥下造影（VF），嚥下内視鏡検査（VE）以外の医療機器を用いた摂食嚥下機能の評価法の意義と注意点について理解する
- 臨床現場でよく用いられている医療機器を用いた評価方法とその特徴を理解する

▶Chapter 1 評価法の意義 →（eラーニング▶スライド2）

VF，VEのほかにも医療機器を用いた摂食嚥下機能の評価法があり，VFやVEの補助として実施されている．

使用する医療機器の多くは，内視鏡やX線撮影装置に比べて安価で，特別な技能が不要であり，手軽に短時間で測定が行える．

測定結果は数値で表示されるため，健常者との比較や介入前後での比較が可能である．

測定結果は，訓練計画を立案する際の参考にしたり，訓練成果を検討したり，患者にフィードバックすることで訓練のモチベーション向上を図ったりといった活用が期待できる．

Chapter 1の確認事項▶eラーニング スライド2対応

1 VF，VE以外の機器を用いた評価法の意義を理解する．

▶Chapter 2 測定結果の注意点 →（eラーニング▶スライド3）

測定結果は，性別や年齢の影響を受けやすいため，比較する対象者についてはこれらを考慮することが必要である．たとえば，女性患者の測定結果を男性健常者の測定結果と比較してはならない．

測定には患者の協力が必要なため，十分な協力が得られない患者では，測定結果がその患者の能力を反映していない可能性がある．

1回の検査時に2～3回測定を行い，測定結果の信頼性を確認する．測定結果に大きなばらつきがある場合には，いずれかの測定時に指示された動作を行っていない可能性がある．

測定結果は，その能力の最大値を表しているに過ぎない．つまり，必ずしも「測定値が低い＝摂食嚥下障害」というわけではない．たとえば，舌圧の測定結果が健常者の平均値より低かったとしても，通常の食事を摂取するのに必要な力を満たしていれば，通常の食事を摂取することは可能である．ただし，その場合には「予備力」の低下が疑われる．

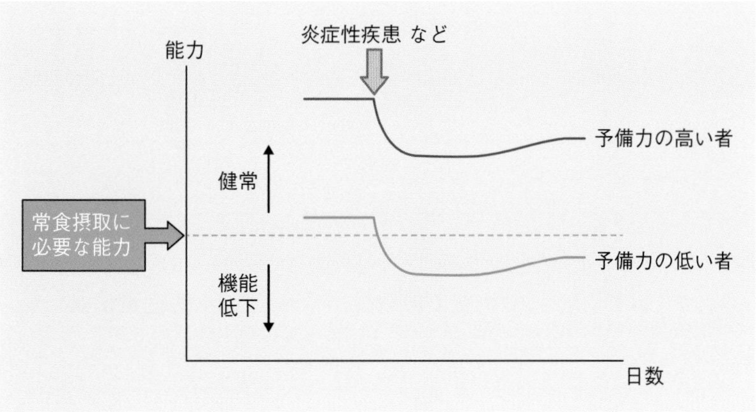

図1　予備力とは

予備力とは，ある機能の最大能力と平常な生活を営むのに必要な能力との差のことをいう．予備力が低下していると，平常以上の活動を必要とする場面で対処できない．たとえば，咬合力の予備力が低下していると，普段食べている食事は問題なくても，硬めの肉が提供されると噛み切れないといったことが生じる．
予備力が低下した者では，何らかの原因でさらに能力が低下する事態が生じると，常食摂取が困難になるおそれがある．

Chapter 2の確認事項 ▶ **eラーニング スライド3対応**

1. 測定結果は，性別や年齢の影響を受けやすい．
2. 測定には患者の協力が必要なため，十分な協力が得られない患者では，測定結果がその患者の能力を反映していないことがある．
3. 測定結果は，その能力の最大値を表しているに過ぎず，必ずしも「測定値が低い＝摂食嚥下障害」というわけではない．

▶Chapter 3　**予備力とは** → (eラーニング ▶ **スライド4**)

予備力とは，ある機能の最大能力と平常な生活を営むのに必要な能力との差のことである．予備力が低下していると，平常以上の活動を必要とする場面で対処できない．たとえば，咬合力の予備力が低下していると，普段食べている食事は問題なくても，硬めの肉が提供されると噛み切れないといったことが生じる．

予備力が低下した者では，何らかの原因でさらに能力が低下する事態が生じると，常食摂取が困難になる恐れがある（**図1**）．

Chapter 3の確認事項 ▶ **eラーニング スライド4対応**

1. 予備力の摂食嚥下機能に対する影響を理解する．

▶Chapter 4　**舌圧測定** → (eラーニング ▶ **スライド5**)

舌圧とは，舌を口蓋に押しつける力のことである．この力が弱いと，食塊形成や食塊移送が困難になるほか，嚥下中の嚥下圧の産生にも影響する可能性がある．

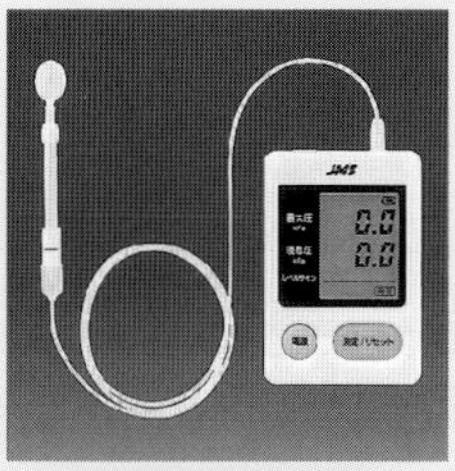

JMS 舌圧測定器

1. 口腔外でバルーンを所定の圧まで与圧（自動）する
2. バルーンを口腔内に挿入し，舌圧プローブの基部を前歯部でくわえて固定する
3. 舌を最大の力で口蓋皺襞に向けて挙上し，バルーンを 5〜7 秒間押しつぶす

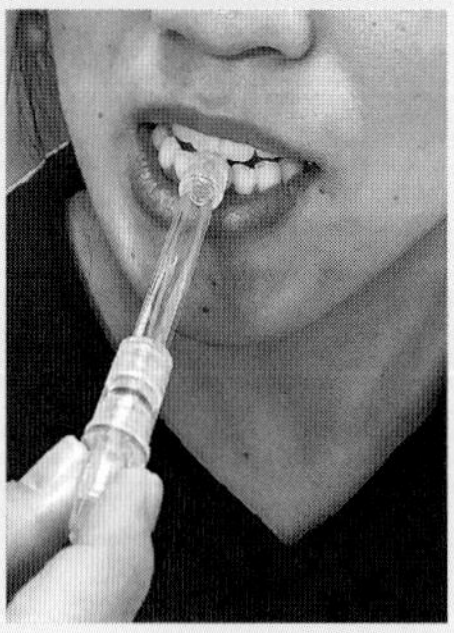

図2　舌圧測定法の一例（JMS 舌圧測定器を用いた測定法）

指示が理解できない場合，舌の指示動作ができない場合，プローブを挿入できない場合，プローブを保持できない場合には，適切な測定が行えない．JMS舌圧測定器（製造販売：ジェイ・エム・エス，歯科販売：ジーシー）を用いた舌圧測定において，30kPa未満が口腔機能低下症の一つの基準とされている[1)]．

Chapter 4の確認事項 ▶ **eラーニング スライド5対応**

1 舌圧の嚥下への影響，基準とされる測定値を理解する．

▶Chapter 5　舌圧測定法の一例（JMS舌圧測定器を用いた測定方法）

→（eラーニング ▶ **スライド6**）

図2に，JMS 舌圧測定器を用いた舌圧測定法を示す．

▶Chapter 6　開口力測定 →（eラーニング ▶ **スライド7**）

舌骨上筋のうち顎舌骨筋と顎二腹筋は嚥下時に舌骨を上方に，オトガイ舌骨筋は舌骨を前方に移動させるときに働く[2)]．いずれも開口筋であるため，開口力を測定することで舌骨上筋群の機能が評価できる．指示理解ができない場合，指示動作ができない場合には適切な測定が行えない．また，顎関節に障害がある場合には，測定中に顎関節脱臼や痛みを生じる可能性があるため，測定すべきではない．

誤嚥のスクリーニングに開口力を用いた研究では，男性は3.2kg以下（感度57%，特異度93%），女性は4kg以下（感度79%，特異度52%）であったと報告されている[3)]．

Chapter 6の確認事項 ▶ **eラーニング スライド7対応**

1 開口力測定の意義，測定のできないケースを理解する．

1. 開口力トレーナーの頭部キャップを頭に被せる

2. 被験者が閉口した状態（歯は咬合した状態）で，顎カップを顎に当て，調整ベルトを締めて固定する

3. 被験者にできるだけ大きく開口してもらう

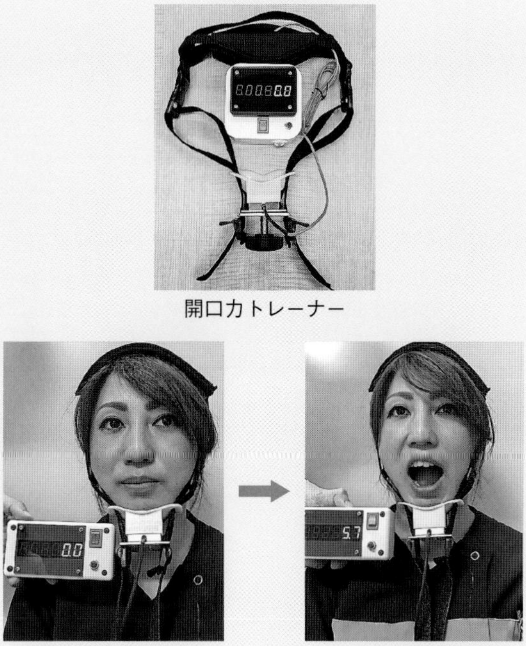

図3　開口力測定法の一例（開口力トレーナーを用いた測定法）

▶Chapter 7　開口力測定法の一例（開口力トレーナーを用いた測定法） →（eラーニング▶スライド8）

図3に，開口力トレーナー（リブト社製）を用いた開口力測定法を示す．

▶Chapter 8　咬合力測定 →（eラーニング▶スライド9）

咬合力は食事を咬断，粉砕できるかどうかの判断基準となる．咬合力が低下すると，丸飲みや窒息の危険性が増すだけでなく，野菜に含まれるビタミンA，C，B_6，葉酸，食物繊維の摂取量が少なくなる可能性がある[4]．

指示が理解できない場合，指示動作ができない場合，咬合する歯がない場合には適切な測定ができない．また，くいしばると歯などに痛みがある場合には測定すべきではない．

デンタルプレスケールによる咬合力200N未満が口腔機能低下症の一つの基準とされている[1]．

Chapter 8の確認事項▶eラーニング スライド9対応

1 咬合力測定の意義，嚥下への影響，測定のできないケースを理解する．

▶Chapter 9　咬合力測定の一例（デンタルプレスケールⅡを用いた咬合力測定法） →（eラーニング▶スライド10）

図4に，デンタルプレスケールⅡ（ジーシー社製）を用いた咬合力測定法を示す．

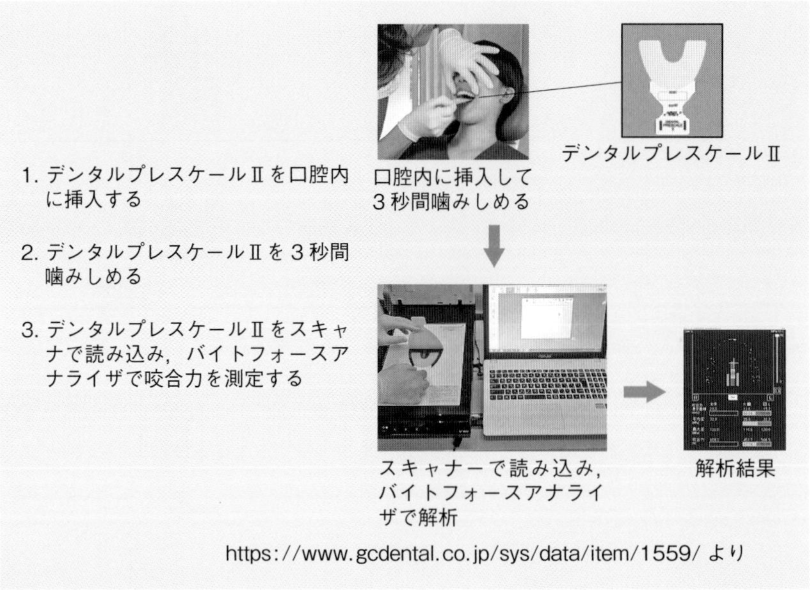

図４　咬合力測定法の一例（デンタルプレスケールⅡを用いた方法）

▶Chapter 10　咀嚼機能評価 →（eラーニング▶スライド11）

咀嚼には咬断，粉砕，臼磨し，唾液と混和して嚥下しやすい食塊に形成する能力が必要とされる．しかし，これらの能力を個々に評価するのは困難であるため，グミゼリーやピーナッツを用いて咬断，粉砕する能力をみたり，咀嚼するほど色の変わるガムを用いて混和する能力をみたりすることで咀嚼機能を評価するのが一般的である．

指示が理解できない患者や咬合する歯がない患者では，咀嚼せずに口腔内に保持したり，咀嚼せずに嚥下してしまう可能性があるため控えるべきである．

咀嚼能力検査システムにおけるグルコース濃度100 mg/dL未満が口腔機能低下症の一つの基準とされている[1)]．

Chapter 10の確認事項▶eラーニング スライド11対応

1　咀嚼機能評価の意義，嚥下への影響を理解する．

▶Chapter 11　咀嚼機能評価の一例 →（eラーニング▶スライド12）

図5に，グルコラム（ジーシー社製），グルコセンサー GS-II（ジーシー社製）を用いた咀嚼機能評価法を示す．

文　献

1）一般社団法人日本老年歯科医学会学術委員会：高齢期における口腔機能低下 ―学会見解論文 2016 年度版―．老年歯学，31（2）：81-99，2016．

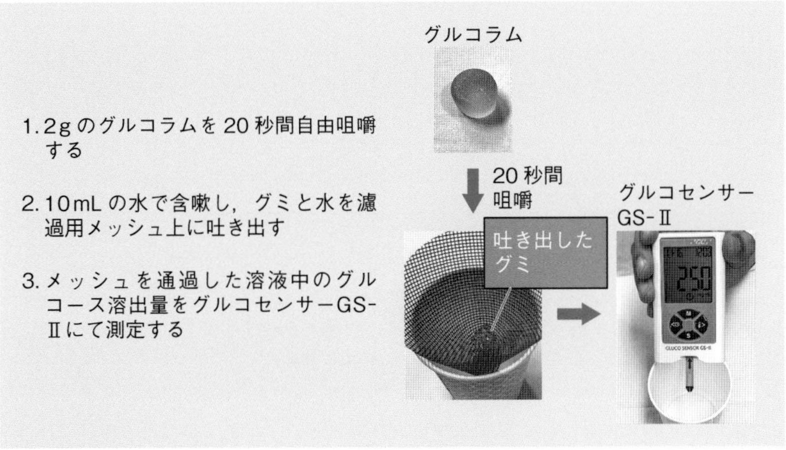

図5　咀嚼機能評価法の一例（グルコセンサー GS-IIを用いた評価法）

2) William G. Pearson Jr, Susan E. Langmore, Ann C. Zumwalt：Evaluating the structural properties of suprahyoid muscles and their potential for moving the hyoid. Dysphagia, 26 (4)：345-351, 2011.
3) Hara K, Tohara H, Wada S, Iida T, Ueda K, Ansai T：Jaw-opening force test to screen for Dysphagia：preliminary results. Arch Phys Med Rehabil, 95 (5)：867-874, 2014.
4) Inomata C, Ikebe K, Kagawa R, et al.：Significance of occlusal force for dietary fibre and vitamin intakes in independently living 70-year-old Japanese：from SONIC Study. J Dent, 42：556-564, 2014.

§9

嚥下内視鏡検査

e-learning

第3分野
摂食嚥下障害の評価
9—嚥下内視鏡検査

28 概要・必要物品・管理

Lecturer ▶ 野原幹司
大阪大学大学院歯学研究科
顎口腔機能治療学准教授

学習目標 Learning Goals

- 嚥下内視鏡検査の目的がわかる
- 嚥下内視鏡検査のユニット・準備物がわかる
- 嚥下内視鏡検査の利点と欠点がわかる

▶Chapter 1 はじめに →（eラーニング▶スライド1）

嚥下内視鏡検査は，習熟した術者が行うことにより，誤嚥・喉頭侵入，残留などの多くの臨床情報が得られ，訓練内容の決定や予後診断に非常に有効である．ここでは，嚥下内視鏡検査の概要・必要物品・管理について解説する．

▶Chapter 2 嚥下内視鏡検査の概要と目的 →（eラーニング▶スライド2, 3）

嚥下内視鏡検査とは，内視鏡を経鼻的に挿入し，安静時，嚥下時の咽頭・喉頭を観察する検査であり，近年その有用性が再認識され，急速に広まりつつある検査である．中下咽頭を見下ろす視野となり，安静時にはスライド右下のような画像が観察される．一般には画面の下が前方（口腔）になる．

嚥下内視鏡検査の目的は，大きくは**表1**に示す六つである．重要なのは異常をみつけ経口摂取禁止にするのではなく，異常をみつけた場合には「どのようにすれば改善するか」まで提案できることが必要である．表1内「⑥ 患者・家族・スタッフへの教育指導」は忘れられがちであるが，嚥下内視鏡の画像はわかりやすいため，患者・家族・スタッフへの教育指導に用いたときの効果は大きい．

Chapter 3の確認事項▶eラーニング スライド2, 3対応

1 嚥下内視鏡検査の目的を理解する．

▶Chapter 3 嚥下内視鏡検査の利点と欠点，嚥下内視鏡と嚥下造影の比較 →（eラーニング▶スライド4, 5）

嚥下内視鏡検査の利点と欠点を**表2, 3**に示す．これらは嚥下造影と比べた利点と欠点になるが，やはり内視鏡の利点は，被曝なく長時間の検査ができ，かつ検査ユニットが小さいために持ち運びが可能という点であろう．一方，欠点はいくつかあるが，ある程度は技術でカバーできる．嚥下運動の瞬間がみえないという欠点は，嚥下直前と直後を注意深く観察することで十分に補える．食道期の観察は不可能であるが，準備期は嚥下直前の食塊を観察することである程度評価できる．また，不快感も術者が手技に習熟することで軽減できる．しかし，内視鏡の挿入角度のために気管後壁がみえないという点は技術

表1　嚥下内視鏡検査の目的

① 咽頭の機能的異常の診断
② 器質的異常の評価
③ 咀嚼・食塊形成機能の診断
④ 咽頭の衛生状態の評価
⑤ 代償的嚥下法，リハビリテーションの効果確認
⑥ 患者・家族・スタッフへの教育指導

表2　嚥下内視鏡検査の利点と欠点

利　点	欠　点
検査ユニットが小規模 普段の食事摂取の評価が可能 唾液や喀痰の観察が可能 長時間の観察が可能 患者や介護者の説明に有用	嚥下動作の瞬間がみえない 準備期※・食道期がみえない 不快感がある 気管後壁がみえない

※嚥下直前の食塊を観察することである程度評価可能.

表3　嚥下内視鏡と嚥下造影の比較

	嚥下内視鏡	嚥下造影
被曝	なし	あり
持ち運び	可	不可
実際の摂食時評価	可	不可
準備期・口腔期の評価	可	可
誤嚥の評価	可	可
食道の評価	不可	可

ではカバーできない．特にリクライニング位で検査した場合には，誤嚥物が気管後壁を流れていくことが多く，観察が困難となる．

Chapter 3の確認事項▶eラーニング スライド4, 5対応

1 嚥下内視鏡検査の利点・欠点を理解する．

▶Chapter 4　電子スコープとファイバースコープ→（eラーニング▶スライド6）

内視鏡には大きく分けて2種類ある（**図1**）．電子スコープは，画像が鮮明で拡大などの画像処理も可能であるが，ユニットが大きく高価なのが難点である．ファイバースコープは，画像精度が劣るもののユニットが小さいために機動性が高く，安価であるという点が特徴である．通常の嚥下内視鏡では，それほど高い画像精度が必要となることは少なく，ファイバースコープで十分対応できる．

Chapter 4の確認事項▶eラーニング スライド6対応

1 内視鏡の種類と，それぞれの特徴を理解する．

▶Chapter 5　嚥下内視鏡検査のユニットの一例→（eラーニング▶スライド7）

嚥下内視鏡のユニットの一例を**図2**に示す．Aはモニターであり術者が内視鏡を操作するときや，所見を供覧するときに必要となる．Bは光源であるが，咽頭腔は暗いため内視鏡検査には必須である．Cはカメラ（モジュレーター）であり，この先のカメラを接眼部に接続して画像を出力する．Dはマイク・ミキサーであり，検査場面の音声・指示を録音しておいたほうが，あとから見直すときなどに役に立つ

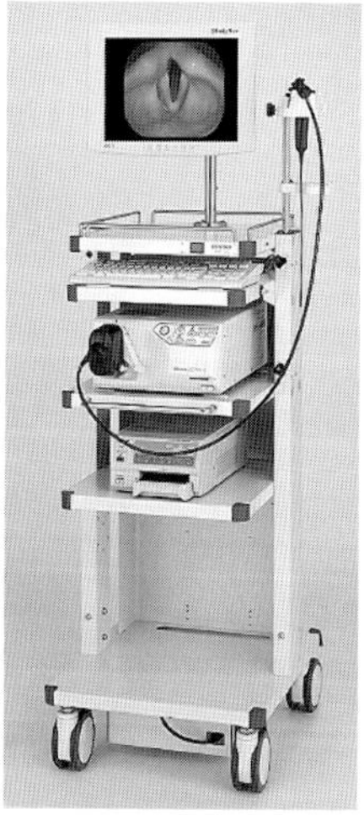

電子スコープユニット

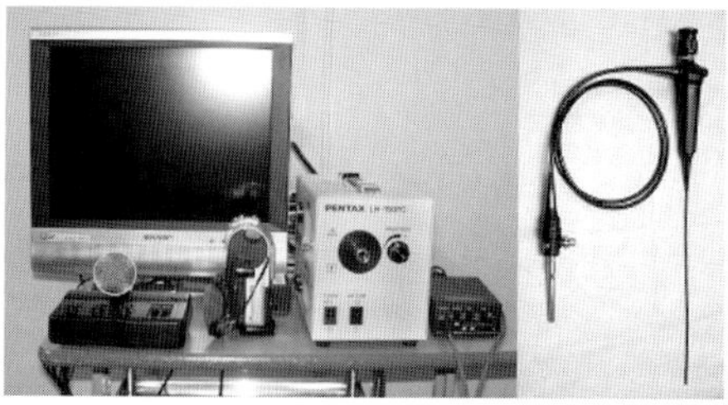

ファイバースコープユニット

図1　電子スコープとファイバースコープ

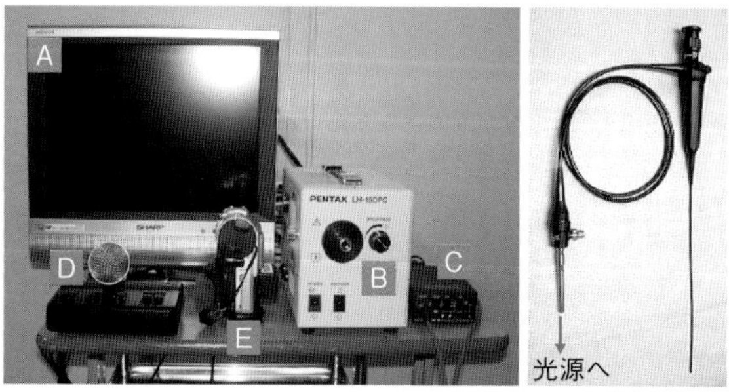

図2-1　嚥下内視鏡のユニットの1例

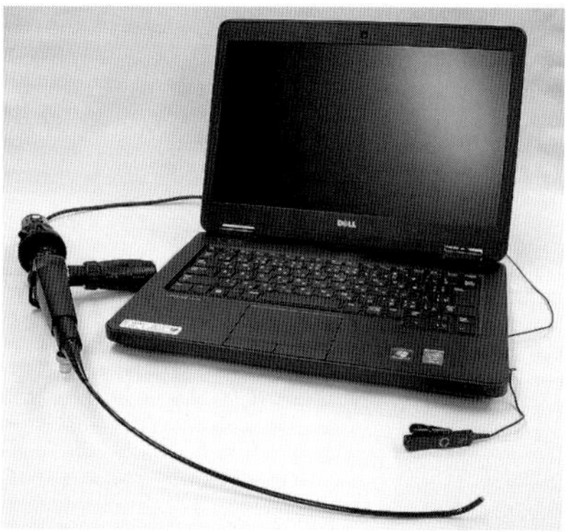

図2-2　訪問診療用に小型化されたユニット

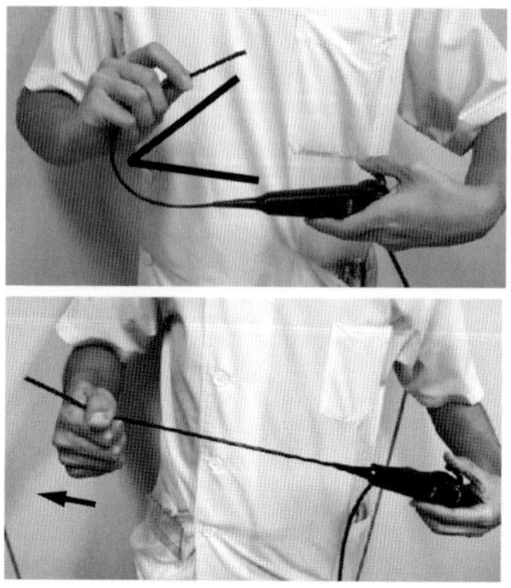

図3　内視鏡取り扱いの注意(禁止事項)

が必須ではない．Eは記録装置であり画像記録メディアであれば何でもよいが，携帯性を考えると小型のものを選択しておいたほうが便利である．

図の右は嚥下内視鏡(ファイバースコープ)である．シャフト部は，小児用には直径約2mmのものも存在するが，通常の嚥下内視鏡に用いるものは3～4mmである．

Chapter 5の確認事項▶**eラーニング スライド7対応**

1 内視鏡検査ユニットの基本的な構成を理解する．

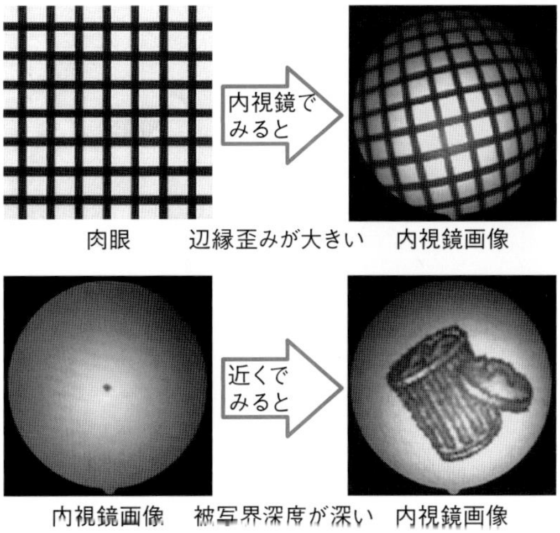

図4　内視鏡画像の特徴

▶Chapter 6　内視鏡取り扱いの注意 →（eラーニング▶スライド8）

内視鏡のシャフト部分は多数の光ファイバーが入っているため，丁寧に扱わないとシャフト内部でファイバーの断裂（画面上では黒点として現れる）が生じる．ファイバーは屈曲と伸展に弱いため，**図3**上のようにシャフト部分を折り曲げたり，同図下のようにシャフト部分を引っ張ったりすると故障の原因となる．

Chapter 6の確認事項▶eラーニング スライド8対応

1 内視鏡取り扱い上の注意点を理解する．

▶Chapter 7　内視鏡画像の特徴（図4）→（eラーニング▶スライド9）

内視鏡でみられる画像の大きな特徴は，辺縁が歪んでいるという点である．したがって，画面の端にみえるものの形は実際の形とは異なって映っている．また，内視鏡の特性として，被写界深度が深く，対物レンズが観察物と離れても近づいても画像のピントが合う．すなわち，対物レンズが近づくと対象物は大きくみえ，離れると小さくみえるため，周りの解剖学的なランドマークを指標にある程度の目安はわかるが，対象物の大きさを実寸で計測することはできない．残留物にレンズが近づくと大量貯留にみえるが，離れるとそれほどの残留ではないということに気づくこともある．

Chapter 7の確認事項▶eラーニング スライド9対応

1 内視鏡画像の特徴を理解する．

▶Chapter 8　嚥下内視鏡検査 →（eラーニング▶スライド10）

内視鏡を使用するときは，術者のみで検査するのではなく，必ず複数名で行うことにより緊急時の対応ができるようにしておく．また，スムーズに検査を運ぶには，各種スイッチの切り替え，被検査者の抑制，検査食の提供などにも人員が必要である（**図5**）．

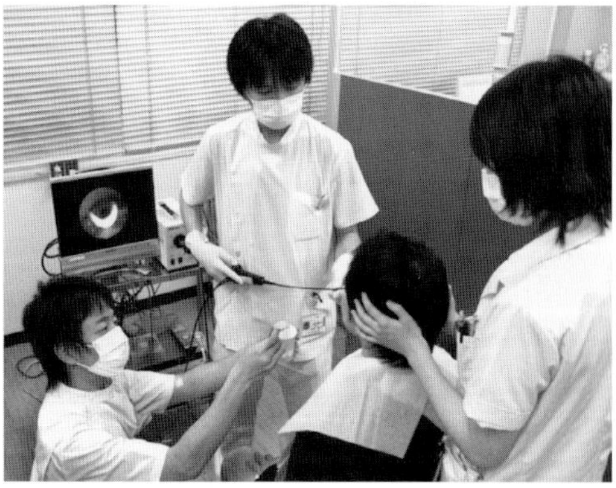

図5　嚥下内視鏡検査実施時の様子

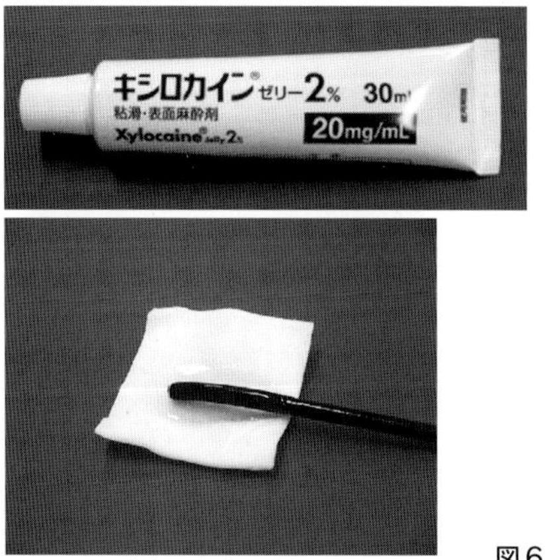

キシロカインゼリー

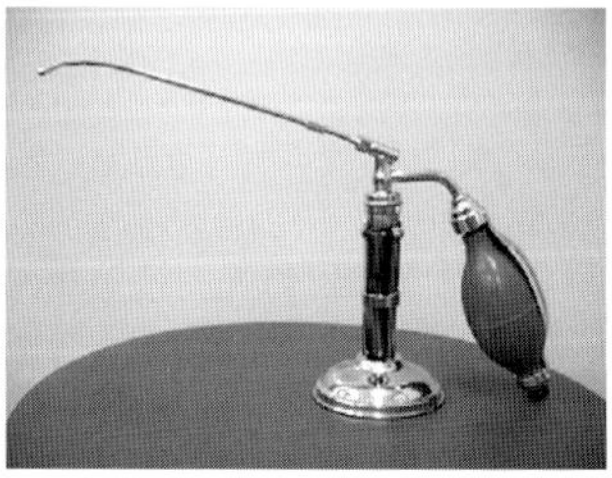

噴霧麻酔

図6　挿入時の麻酔

Chapter 8の確認事項▶**eラーニング スライド10対応**

1 検査実施時の留意点を押さえる．

▶Chapter 9　挿入時の麻酔 →（eラーニング▶**スライド11**）

シャフト部は乾燥していると鼻粘膜に疼痛を生じるため，水や口腔用の保湿剤をつけると比較的スムーズに挿入できる．痛みをさらに軽減するには，キシロカインゼリーをシャフト部につけてから挿入すると検査中の違和感が軽減できるが，大量につけるとゼリーが咽頭に流れて咽頭感覚を麻酔してしまい正確な検査ができなくなるので注意が必要である．スプレータイプの麻酔は咽頭に流れる率が高いため嚥下内視鏡では使用しないほうがよい（**図6**）．

Chapter 9の確認事項▶**eラーニング スライド11対応**

1 挿入時の麻酔使用に関する注意点を理解する．

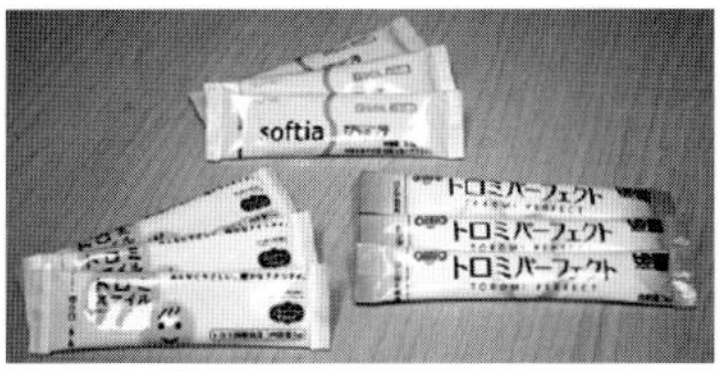

とろみ剤

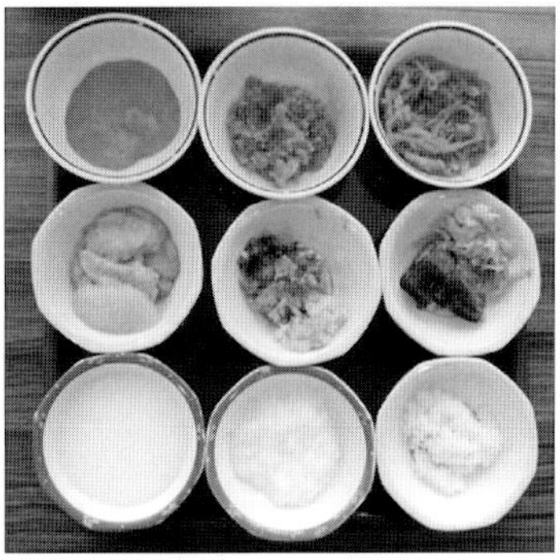
段階に分けた食事

図7　検査用食品

▶Chapter 10　検査用食品 →（eラーニング▶スライド12）

無色や透明度が高いと内視鏡でみえにくいので，検査用食品は色がついて透過性が低いものがよい（**図7**）．液体の検査のときは牛乳を用いるとみえやすい．経口摂取をしている症例で，嚥下内視鏡検査を行うときは，検査用食品としてその患者が食べている食事段階の上と下を用意できていると，根拠をもった食事メニューの決定ができる．とろみ剤を準備しておくと，その場で検査用食品のとろみを調整できるので便利である．

Chapter 10の確認事項▶eラーニング スライド12対応

1 検査用食品にはどのようなものが適しているかを理解する．

▶Chapter 11　食用色素の利用と内視鏡画像 →（eラーニング▶スライド13）

透明の食品で検査したいときは食用色素を用いるとよい．特に水やお茶など色が薄く透明度が高いものを観察したいときには着色が必須である．**図8**下は等量のゼリーを摂取しているときの画像であるが，無色のゼリーは貯留がわかりにくい．右の着色したゼリーは喉頭蓋谷にゼリーが貯留しているのが容易に観察できる．着色する色は緑か青が，粘膜に同化しないために観察しやすい．なお，現在保険適用となっている内視鏡下嚥下機能検査には，着色水を嚥下させた際の評価に対する点数となっていることに注意して行う．

Chapter 11の確認事項▶eラーニング スライド13対応

1 試料と食用色素の使い方を理解する．

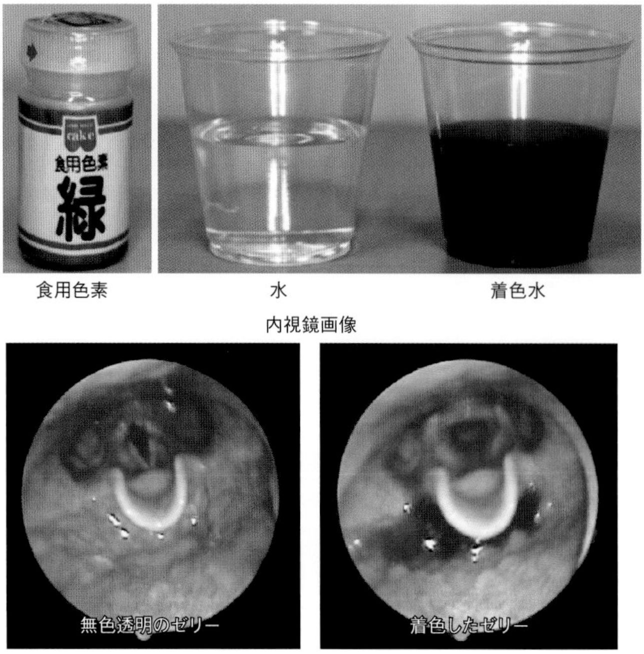

図８　食用色素の利用と内視鏡画像

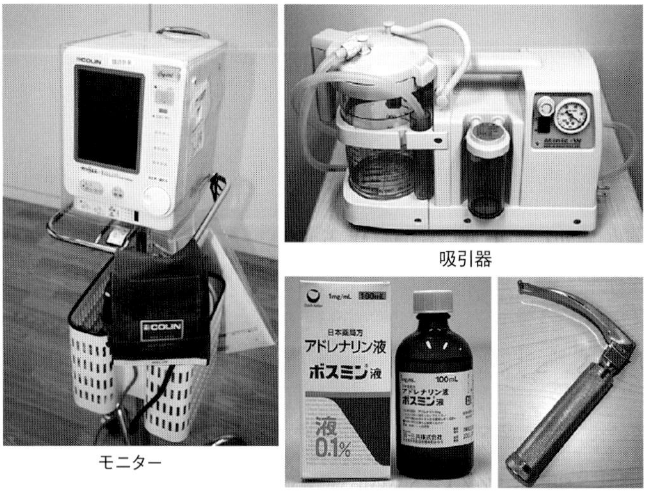

図９　緊急時のための準備物

▶Chapter 12　緊急時のための準備物 →（eラーニング▶スライド14）

嚥下内視鏡検査は比較的安全な検査であるが，合併症がゼロというわけではない．代表的な合併症の神経原性ショック，鼻・咽頭出血，誤嚥などには対応できるような準備が必要である（**図9**）．また現場で対応が不可能なときには，すみやかに対応可能な科，医療機関の協力を仰げるようにしておく（参照▶P. 54, 55）．

Chapter 12の確認事項▶eラーニング スライド14対応

1 嚥下内視鏡検査の合併症と，緊急時の対応を理解する．

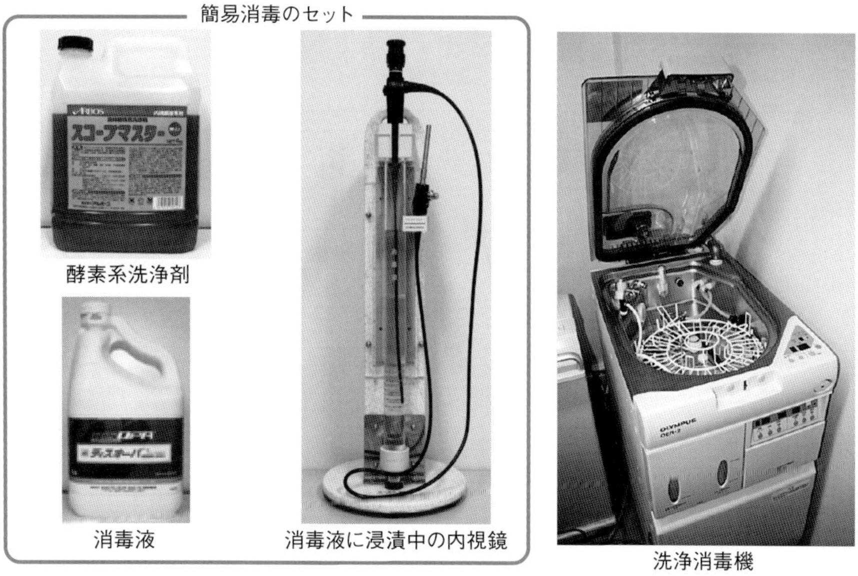

図10　消毒方法

Chapter 13　消毒方法 →（eラーニング ▶ スライド15）

消毒は，普段の診療では簡易消毒で十分である．まず，酵素洗浄剤で鼻汁などのタンパク質を十分に洗い流し，そのあとでフタラール系の消毒剤に浸漬させるのが一般的である．ただ，接眼部も汚染された場合には，ガス滅菌や専用の洗浄消毒機で消毒・滅菌する必要がある．シャフト部に処置用の孔があるタイプの内視鏡は，簡易消毒ではなく洗浄消毒機での消毒が必須である（**図10**）．

Chapter 13の確認事項 ▶ eラーニング スライド15対応

1 内視鏡の消毒方法を理解する．

文　献

1) Langmore SE, Schatz K, Olson N : Fiberoptic endoscopic evaluation of swallowing safety : a new procedure. Dysphagia, 2 : 216-219, 1988.

2) Madden C, Fenton J, Hughes J, Timon C : Comparison between videofluoroscopy and milk-swallow endoscopy in the assessment of swallowing function. Clin Otolaryngol Allied Sci, 25 : 504-506, 2000.

3) Bastian RW : Videoendoscopic evaluation of patients with dysphagia : an adjunct to modified barium swallow. Otolaryngol Head Neck Surg, 104 : 339-350, 1991.

4) 佐々生康宏，野原幹司，小谷泰子，阪井丘芳：内視鏡による食塊形成機能の評価―健常有歯顎者を対象として―．老年歯学，23(1)：42-49，2008.

5) 野原幹司，佐々生康宏，小谷泰子，尾島麻希，阪井丘芳：摂食・嚥下障害の内視鏡による検査．歯科臨床研究，4：36-45，2007.

29 検査の実際・合併症とその対策

Lecturer ▶ 藤井　航
九州歯科大学歯学部口腔保健学科
多職種連携教育ユニット教授

学習目標 Learning Goals

- 嚥下内視鏡検査の手順を理解する
- 起こりうる合併症とその対策を学習する

1 検査の実際

▶Chapter 1　内視鏡および周辺機器の準備・問診 →（eラーニング▶スライド2）

まず，機器の動作確認を行い，録画，録音が確実にできるように確認をする．日時や氏名の録画をあらかじめ行っておくとよい．

また，検査施行上のリスク管理として，アレルギー（局所麻酔薬，食物）や基礎疾患（出血傾向，鼻疾患，迷走神経反射や失神発作などの既応）の情報を得ておく．食品を使用するので，食品アレルギーの情報は不可欠である．

▶Chapter 2　用意したい物品（図1）→（eラーニング▶スライド3）

必要な物品（以下に示す）がそろっているかを確認する．

① 検査食品
・着色液体
・増粘液体
・ゼリー
・クッキー
・粥など
② 食具類
・シリンジ
・スプーン（中，小）
・ストロー
・紙コップ
③ 吸引器・パルスオキシメーター
④ その他
・手袋，手指消毒剤，ティッシュペーパー，鼻用ピンセット

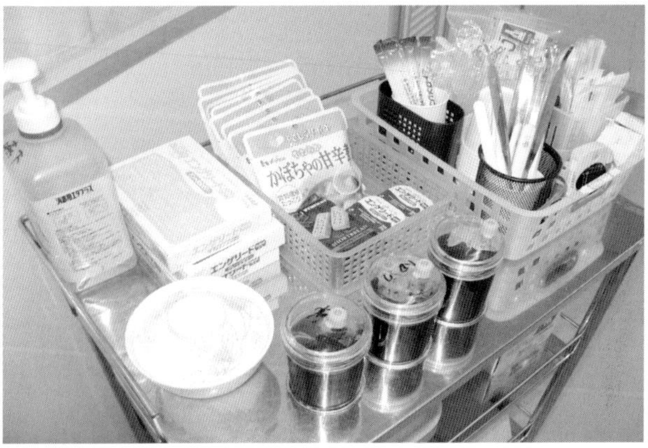
図1　用意したい物品

▶Chapter 3 ピンセット・吸引器（図2）→（eラーニング▶スライド4）

鼻道内に鼻垢がたまっている場合，ファイバースコープを挿入することは困難なので，除去しなければならない．自分で鼻をかんだり，除去したりできない症例も多いので，鼻用のピンセットがあると便利である．

挿入後，貯留物が多い場合は，吸引器を用いて鼻腔，口腔，咽頭，喉頭内の貯留物を吸引することが必要である．

Chapter 3の確認事項▶eラーニング スライド4対応

1 内視鏡挿入前の対応を理解する．

▶Chapter 4 内視鏡の挿入→（eラーニング▶スライド5）

必要に応じて対物レンズに曇り止めをつけ，内視鏡の滑りをよくするため，先端部に水あるいは潤滑用ゼリー状基剤をつける．内視鏡操作部を利き手で把持し，角度調節レバーに拇指または示指を添え，反対の手でシャフト部（挿入部）を保持しながら外鼻孔から内視鏡を挿入する．

挿入時には，患者が挿入を避けるように不意に頭部を動かすことがあるので，適切に頭部を固定する．認知症の症例では特に注意をする．また，くしゃみなどで大きく頭位が動くこともありうる．バックレストつきの椅子や枕の使用，介助者の徒手などによる適切な固定が必要である．

Chapter 4の確認事項▶eラーニング スライド5対応

1 挿入時の姿勢，注意点を理解する．

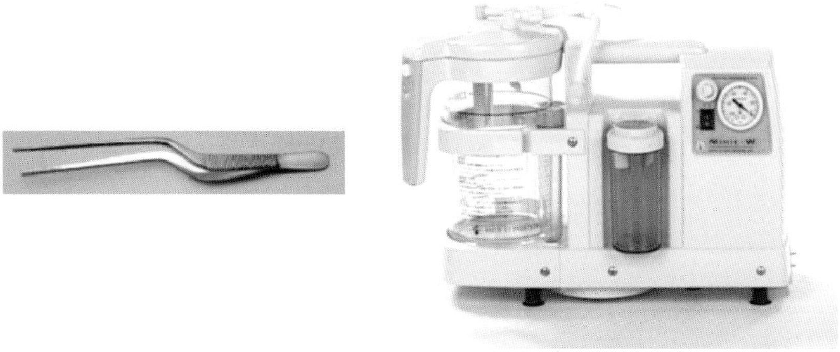

図2 ピンセット・吸引器
鼻用ピンセットは，鼻垢を除去するのに便利．
吸引器はリスク管理のため以外にも重要．
検査開始前に，吸引器を用いて鼻腔，口腔，咽頭，喉頭内の貯留物を吸引して，視野を確保しなければならないことも多い．

▶Chapter 5　内視鏡の挿入　下鼻甲介下方から→（eラーニング▶スライド6）

下鼻甲介下方からアプローチする場合は外鼻孔からほぼ水平方向に内視鏡を挿入し，鼻中隔，下鼻甲介，鼻腔底を観察しながら内視鏡の挿入を進める（**図3**）．なお，いずれのアプローチの場合も内視鏡の挿入動作を安定して行い，患者の頭部の急な動きにも追従できるようにシャフト部を保持した手の1，2本の指（通常は小指と環指）を患者の頬部付近に接触させておくのが望ましい．

▷ Chapter 5の確認事項▶**eラーニング スライド6対応**

1 下鼻甲介下方から内視鏡を挿入する場合の留意点を理解する．

▶Chapter 6　内視鏡の挿入　下鼻甲介下方からの挿入例→（eラーニング▶スライド7）

図4は，VFとVEを同時に行っている図である．下鼻甲介下方から挿入されているので，硬口蓋に平行に挿入されているのがわかる．オリエンテーションがつきやすいので，初心者には実施しやすい．

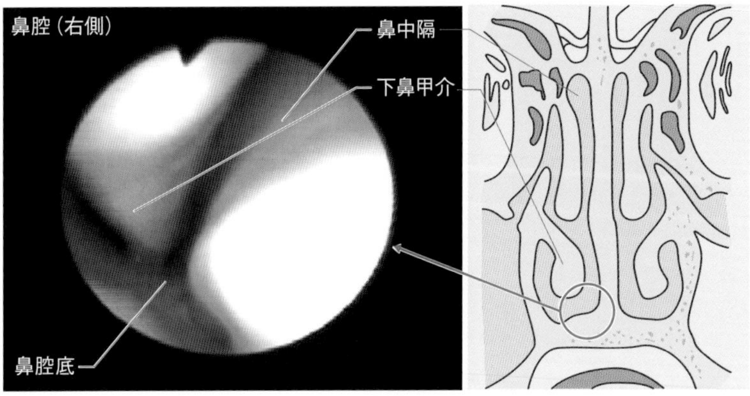

図3　内視鏡の挿入　下鼻甲介下方から

・下鼻甲介下方からのアプローチする場合は外鼻孔からほぼ水平方向に内視鏡を挿入する．
・鼻中隔，下鼻甲介，鼻腔底を観察しながら，鼻道を中心にとらえながら，内視鏡の挿入を進める．
・初心者にも比較的行いやすい．

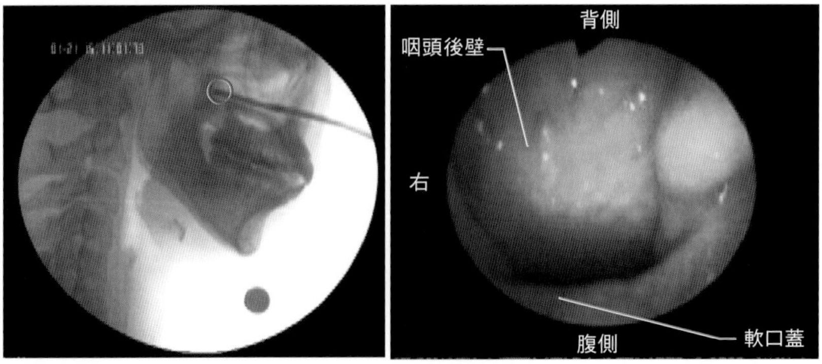

図4　下鼻甲介下方からの挿入例

左；ファイバーは下鼻甲介の下方を直進しているので，硬口蓋の上方にまっすぐ置かれている．
〇；ファイバー先端の位置．
右；ＶＦ同期時の内視鏡先端の位置からみた上咽頭．

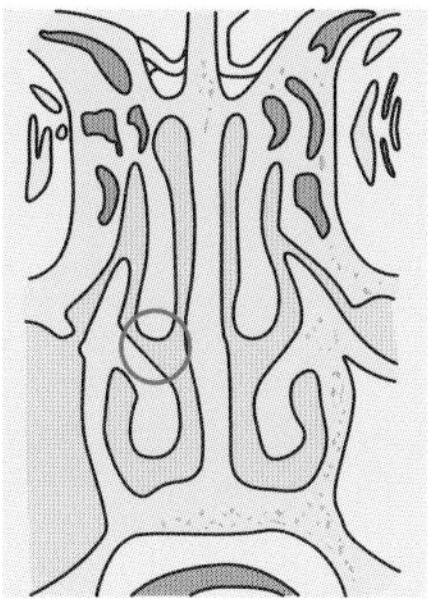

図5　内視鏡の挿入　下鼻甲介上方から

・下鼻甲介下方から挿入しにくいときは下鼻甲介上方からアプローチする．
・外鼻孔からやや斜め上方に向かって内視鏡を挿入する．
・下方に下鼻甲介粘膜面，内側に鼻中隔を観察しながら下鼻甲介上面に沿って放物線を描くイメージで挿入する．
・鼻道が広く，慣れれば患者に苦痛を与えることが少ない．

▶Chapter 7　内視鏡の挿入　下鼻甲介上方から →（eラーニング▶**スライド8**）

下鼻甲介上方の鼻道（**図5**）は比較的広いので，慣れればこの経路は患者の苦痛が少ないが，若干オリエンテーションがつきにくい．ファイバースコープを外鼻孔からやや斜め上方に向かって内視鏡を挿入し，下方に下鼻甲介粘膜面，内側に鼻中隔を観察しながら下鼻甲介上面に沿って放物線を描くイメージで挿入する．

Chapter 7の確認事項▶**eラーニング スライド8対応**

1. 下鼻甲介上方の挿入経路の特徴を理解する．
2. 挿入の要点を理解する．

▶Chapter 8　除痛 →（eラーニング▶**スライド9**）

通常は，麻酔薬の使用は不要で，潤滑剤や水をファイバースコープ先端部に塗布するのみである．しかし，患者が疼痛を訴える場合は挿入した内視鏡を外鼻孔から引き抜き，2%塩酸リドカインゼリーや8%塩酸リドカインスプレーなどの局所麻酔剤をファイバースコープ先端部と鼻孔粘膜に塗布する．

Chapter 8の確認事項▶**eラーニング スライド9対応**

1. 除痛時の対応を理解する．

▶Chapter 9　付着物への対処法 →（eラーニング▶**スライド10**）

観察中に視野が確保されない場合は，先端が粘膜に接触しているか，分泌物などが先端に付着しているかである．このような場合には，ファイバーを先に進めることは厳禁である．2〜3cm引き抜いてみる．この操作で視野が回復しないときは付着物が原因である．空嚥下を指示し，先端に周囲軟部組織を接触させて除去を試みる．これらの操作でも付着物を除去できない場合は，ファイバーを完全に抜いて，先端を清掃し再挿入する．

Chapter 9の確認事項▶eラーニング スライド10対応

1 視野が確保されない場合の対処法を理解する．

2 合併症とその対策

▶Chapter 10　失神発作 →（eラーニング▶スライド11）

まれに，内視鏡挿入操作中ないし検査中に，突然に沈黙，徐脈，血圧下降をきたし，意識を消失することがあるといわれている．この誘因は，迷走神経の知覚枝に直接的な刺激が加わり引き起こされる場合と，緊張状態から自律神経系の不均衡をきたし，最終的に副交感神経優位となって起こる場合とがあるといわれている．いずれの場合も，急激な血圧低下による脳血流量低下によるものと考えられる．

予防としては，患者の緊張をできるだけ和らげること，内視鏡操作は極力愛護的に行うことが重要である．常に患者の様子に気を配る．失神発作をきたした場合には，検査をただちに中止し，速やかに仰臥位とし，バイタルサインをチェックするとともに，気道確保，換気，血管確保など救命処置の準備をする．常に最悪の事態を想定した心構えと具体的な準備が必要である．

Chapter 10の確認事項▶eラーニング スライド11対応

1 内視鏡操作中の患者急変への対処法を理解する．
2 急変への予防法を理解する．

▶Chapter 11　鼻出血・咽頭出血 →（eラーニング▶スライド12）

鼻腔内の易出血部位は鼻中隔前端（キーゼルバッハ部位），下鼻道後端外側（ウッドルフ静脈叢）の2か所である．これらの部位ではわずかな機械的刺激でも出血する可能性がある．それ以外の場所からの出血は，内視鏡操作時に粘膜を損傷したものと考えられる．ただし，正常の鼻腔内では，適切な内視鏡操作で出血をさせることはほとんどない．しかし，不要に患者が動いたり，くしゃみで大きく頭が動いたりした場合に，先端が激しく粘膜をこすってしまうことはありえる．

内視鏡操作による損傷を避けるポイントは，

① 視野に空間を確認できないときに内視鏡を進めない
② 位置指南ができなくなったら少し引き返す
③ 挿入深度を常に意識する

ということの3点である．また，事前に鼻疾患がないか，出血傾向を伴う疾患がないかを確認することも大切である．

出血時の対応は，粘膜を擦過して血液がにじむようなときは，経過観察でよい．流血した場合，鼻中隔前端，下鼻甲介前端では直接的にタンポンなどで圧迫止血処置を試みる．出血傾向や凝固障害がなければ自然止血することも多い．出血が持続する場合には，速やかに耳鼻咽喉科の受診を勧める．

Chapter 11の確認事項 ▶ **eラーニング スライド12対応**

1. 鼻腔内の易出血部位を理解する.
2. 内視鏡操作による鼻腔内損傷を避けるポイントを理解する.

▶Chapter 12 声帯損傷・喉頭痙攣 → (eラーニング▶**スライド13**)

声帯粘膜は傷つきやすい．検査中に患者が不意に嚥下したり，また咳嗽などで喉頭が挙上したりするときに内視鏡先端が声帯粘膜に接触して損傷をきたすことがあるといわれている．特に声門下を観察しようとして，喉頭前庭内に先端を進めた際に危険性が高いので注意する．

喉頭痙攣とは，喉頭入口部が痙攣性に収縮して狭窄ないし閉塞を起こすことをいう．単に左右の声帯が内転・近接し吸気性の喘鳴を呈する程度から，さらに高度になると仮声帯や披裂喉頭蓋襞が絞扼して喉頭入口部の完全閉塞を起こすに至る．特に喉頭前庭以下（特に声門下から気管）に強い刺激（挿管や溺水）が加わったときに起こるとされている．VE時では誤って，声門下に内視鏡が挿入されたようなときにこのようなことが起こりうるかもしれない．

軽度であれば酸素を与え落ち着かせ，ゆっくりとした呼吸を促すだけで回復することもあるが，高度になれば加圧呼吸や気管内挿管などの救命処置を要する．

Chapter 12の確認事項 ▶ **eラーニング スライド13対応**

1. 声帯損傷，咽頭痙攣の概要と対応を理解する.

文　献

1) 日本摂食嚥下リハビリテーション学会医療検討委員会：嚥下内視鏡検査の標準的手順．日本摂食嚥下リハビリテーション学会ホームページ，医療検討委員会作成マニュアル．

30 正常所見・異常所見・小児の検査の要点

Lecturer ▶ 太田喜久夫[1)]，木下憲治[2)]

1）藤田医科大学医学部ロボット技術活用地域リハビリ医学教授
2）北海道医療大学病院歯科客員教授

学習目標 *Learning Goals*

- 嚥下内視鏡で観察される構造・機能解剖が理解できる
- 正常嚥下画像の特徴を理解する
- 嚥下障害患者の画像を観察し，異常所見を指摘できる
- 小児に対する嚥下内視鏡検査の観察点がわかる
- 成人に対する嚥下内視鏡検査との相違がわかる

▶ Chapter 1　はじめに → (eラーニング ▶ スライド1)

嚥下内視鏡検査では，嚥下機能の評価だけでなく，咽頭や喉頭内の分泌物貯留の状態，咽頭や喉頭内の構造・麻痺の有無などを観察することが可能である．本章では，上記5項目を学習目標として設定した．嚥下障害のメカニズムを理解し，その対応法を立案するためには，嚥下内視鏡検査で得られる画像所見を十分に理解できるようになることが重要である．

▶ Chapter 2　内視鏡画像のオリエンテーション → (eラーニング ▶ スライド2)

内視鏡観察の基本であるが，まず，内視鏡で得られる画像のオリエンテーションをつけること．**図1**のように，上部が背側，下部が腹側，向かって左が患者の右，向かって右が患者の左となっている．し

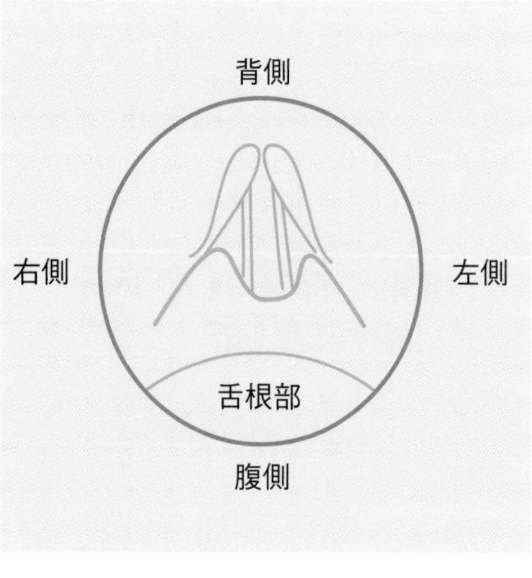

図1　内視鏡画像のオリエンテーション
図のように，上部が背側，下部が腹側となり，左が患者の右，右が患者の左となる．
この場合，舌根部や喉頭蓋は下方に位置する．
カメラの設定によっては，上下左右反対の画像で観察する場合もあり，確認すること．

たがって，舌根部や喉頭蓋は下方に位置する．ただし，カメラの設定によっては，上下左右反対の画像で観察する場合もある．カメラの設定とモニター画面を確認すること．

Chapter 2の確認事項 ▶ **eラーニング スライド2対応**

1 内視鏡画像のオリエンテーションをつけられるようになる．

▶Chapter 3 **嚥下内視鏡の観察部位** → (eラーニング ▶ **スライド3**)

おもな嚥下内視鏡の観察点を解説する．**図2**のように，まず下鼻道を経由して，観察点1からは鼻咽頭（nasopharynx）を観察し，おもに軟口蓋や上咽頭筋の機能評価を行う．次にファイバーを中咽頭腔に進め，観察点2からは口腔咽頭（oropharynx）を観察し，舌根部や喉頭蓋谷，梨状窩，喉頭蓋の機能を評価する．さらに，喉頭蓋の後方を乗り越え，観察点3からは，喉頭前庭を観察し，披裂や声帯などの機能を評価する．

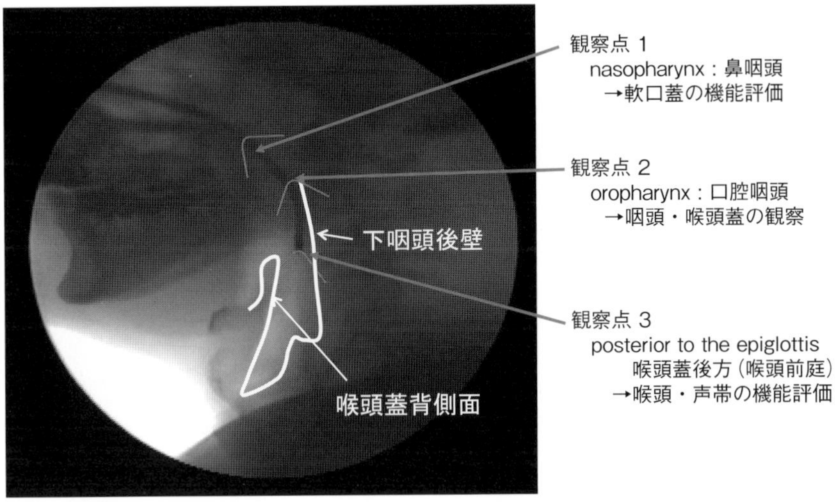

図2　嚥下内視鏡の観察部位

Chapter 3の確認事項 ▶ **eラーニング スライド3対応**

1 内視鏡で観察する部位を押さえる．

2 それぞれの観察点における観察の要点を理解する．

▶Chapter 4 **嚥下内視鏡での観察：正常所見** → (eラーニング ▶ **スライド4**)

図3は，それぞれの観察点から得られる画像を示している．**図2**と対比しながら，ファイバー先端の位置と観察可能な構造を理解していただきたい．詳しい解剖学的解説は次のChapter以降に順次示す．

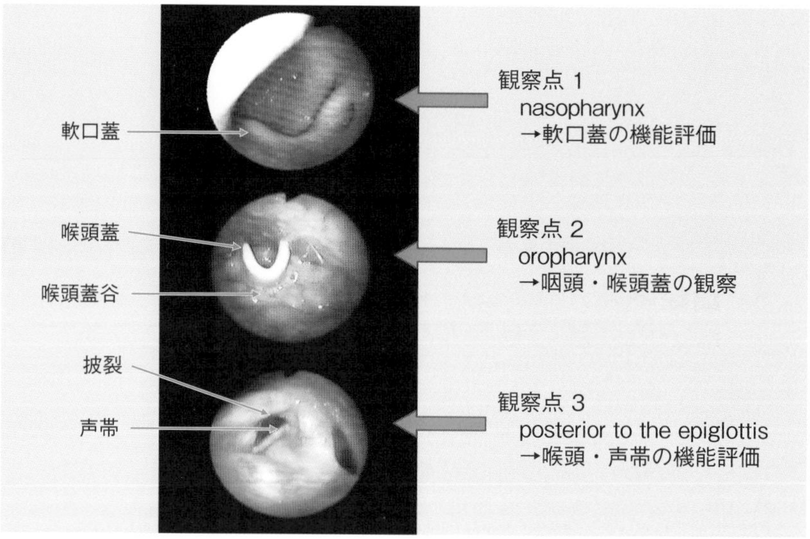

図3　嚥下内視鏡での観察：正常所見

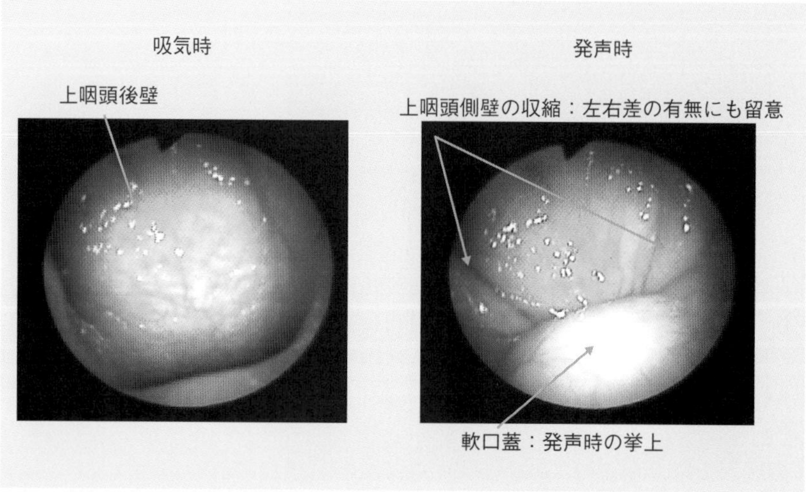

図4　上咽頭・鼻腔閉鎖機能の観察

・軟口蓋の挙上（および咽頭収縮）による鼻腔閉鎖機能を発声時，嚥下時で評価する．

▶Chapter 5　鼻咽頭（上咽頭）・鼻腔閉鎖機能の観察

→（eラーニング▶**スライド5**）

図4は，右鼻腔から下鼻道を通過し，上咽頭を観察している所見である．向かって下方に軟口蓋，左に上咽頭右側壁，右方に上咽頭左側壁，奥に上咽頭後壁が観察される．ここでは，おもに軟口蓋の挙上や上咽頭筋の収縮による鼻腔咽頭閉鎖機能を評価する．**図4**右は発声時での評価で，軟口蓋の挙上だけでなく両側上咽頭側壁の収縮もみられる．空嚥下時には，発声時よりも強い鼻腔咽頭閉鎖がみられる．空嚥下時の鼻腔咽頭閉鎖は，eラーニングのスライド9における健常者嚥下内視鏡画像の動画でより詳しく理解できる（参照▶eラーニング スライド9）．

Chapter 5の確認事項▶eラーニング スライド5対応

1. 上咽頭観察の要点を押さえる.
2. 鼻咽腔閉鎖機能を理解する.

▶Chapter 6 口腔咽頭（中咽頭）・喉頭蓋の観察 →（eラーニング▶スライド6）

中咽頭腔にファイバーの先端が到達し，下方には舌根部，喉頭蓋谷が観察される．中央に喉頭蓋，その両脇に梨状窩が観察できる（**図5**）．

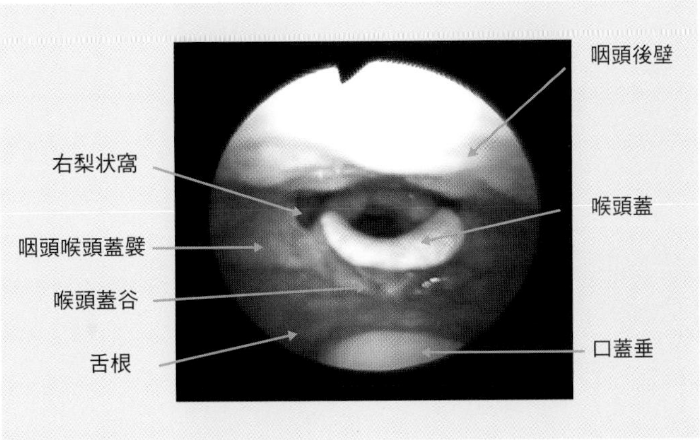

図5　口腔咽頭・喉頭蓋の観察
発赤・腫脹（炎症），浮腫，腫瘍の有無，粘膜の性状（貧血色など），
食物残渣の程度，唾液・分泌物の量と性状，貯留部位を観察する．

Chapter 6の確認事項▶eラーニング スライド6対応

1. 中咽頭観察の要点を押さえる.
2. 内視鏡所見から中咽頭の解剖を理解する.

▶Chapter 7 喉頭蓋後方（背側）からの観察 →（e-ラーニング▶スライド7）

喉頭蓋を乗り越えると，喉頭前庭が観察できる（**図6**）．まず喉頭内（喉頭前庭）を観察し，分泌物の性状や貯留の程度を評価する．また，分泌物が呼吸に伴って喉頭内へ侵入したり気管内へ誤嚥しないかを観察する．次に，喉頭蓋や披裂，仮声帯，声帯の構造や色調，浮腫の有無などを観察し，囊胞や肉芽，腫瘍などの有無についても留意する．さらに発声や息こらえをさせて，声帯や披裂の動きを詳しく評価する．なお，声帯麻痺はeラーニングのスライド14における動画で理解できる（参照▶eラーニング スライド14）．

また，喉頭前庭は，**図6**中の点線で囲まれた領域であるが，そこへ食塊などが侵入することは喉頭侵入（penetration）と定義されている．また，声帯を越えた場合は，気管内誤嚥（aspiration）とよばれる．

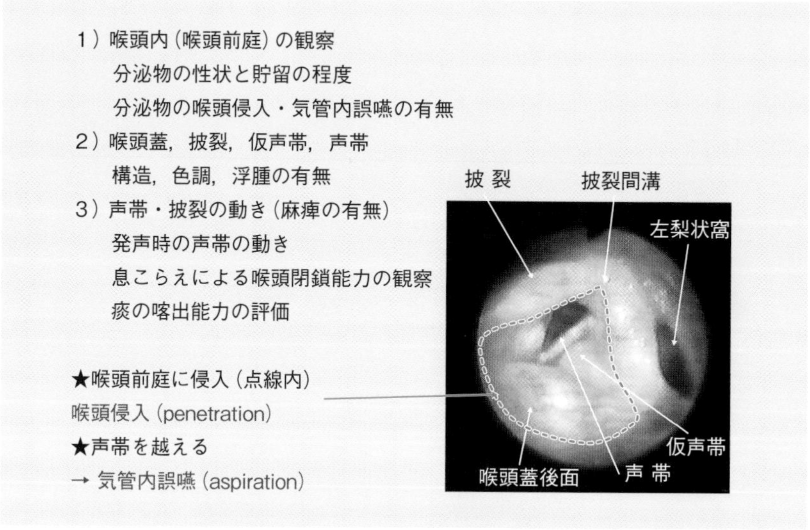

図6　喉頭蓋後方からの観察

Chapter 7の確認事項 ▶ eラーニング スライド7対応

1. 内視鏡所見から喉頭の解剖を理解する．
2. 喉頭の解剖から，誤嚥と喉頭侵入の違いを理解する．

▶Chapter 8　喉頭閉鎖機能の間接的評価 →（eラーニング ▶ スライド8）

内視鏡検査では，嚥下の瞬間の観察はできないため，息こらえ時における喉頭閉鎖の様子を観察することによってその機能を評価する．**図7**左は吸気時で喉頭が開大している様子である．披裂や声帯が両脇に大きく開いている．**図7**中央は喉頭が閉鎖する途中の様子である．声帯は中央に寄り，披裂は前内方に寄りながら声門が閉じかかっている．さらに**図7**右では，披裂は喉頭蓋の後面に密着し，喉頭は完全に閉鎖される．披裂前方傾斜（arytenoids anterior tilting）と表現される．このような喉頭閉鎖が嚥下時にタイミングよく機能することによって，誤嚥を予防することが可能となっている．なお，この喉頭閉鎖は，患者に口を開けた状態で息を止めるように指示すると容易に観察できる．

Chapter 8の確認事項 ▶ eラーニング スライド8対応

1. 内視鏡では嚥下の瞬間が観察できないこと，そのため喉頭閉鎖を観察することで間接的に評価することを理解する．
2. 喉頭閉鎖を理解する．

▶Chapter 9　健常者の嚥下内視鏡画像の実際 →（eラーニング ▶ スライド9）

図8は，健常者（成人男性）の嚥下内視鏡画像である（eラーニングスライド9では動画となっている）．

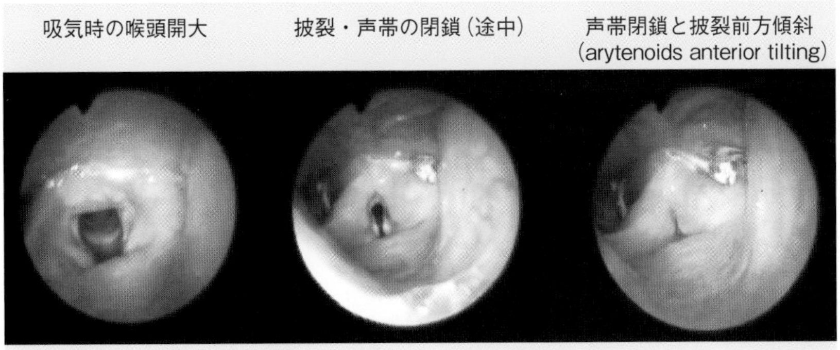

図７　喉頭閉鎖機能の間接的評価
内視鏡検査では，嚥下の瞬間の観察はできないため，息こらえ時における喉頭閉鎖の機能を評価する．

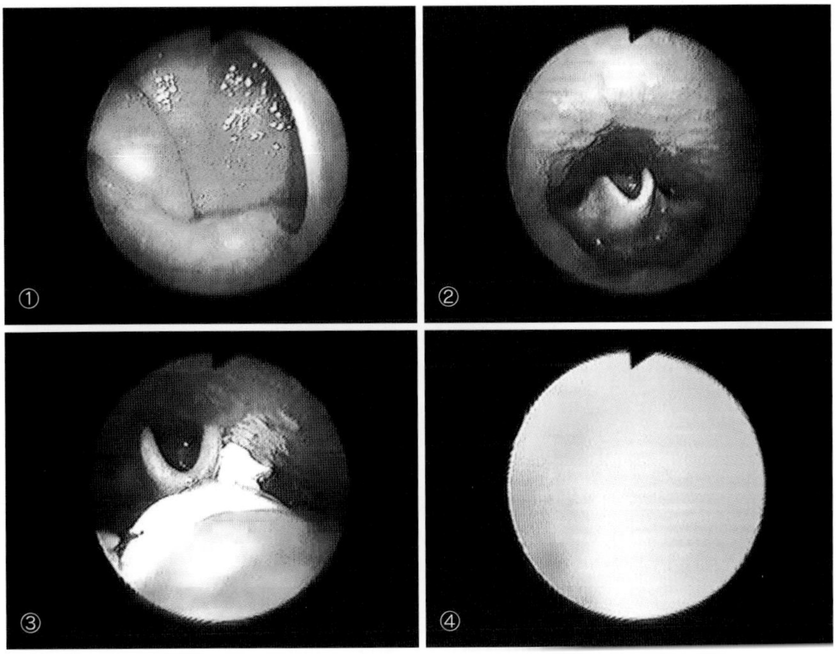

図８　健常者の嚥下内視鏡画像の実際
① 鼻咽腔閉鎖
② 発声時
③ 牛乳摂取時
④ ホワイトアウト

空嚥下による鼻腔咽頭閉鎖の様子を観察する．軟口蓋の挙上や咽頭側壁の内側への移動に留意すること．また，喉頭蓋や喉頭蓋谷，梨状窩などの解剖を確認する．喉頭前庭の観察後，発声時の声帯の動き，呼吸による声門の開大の様子を観察する．後半では，牛乳を飲む様子を観察する．ホワイトアウトで嚥下中は観察できない．嚥下反射後に誤嚥や咽頭・喉頭内の残留を評価する．本例では，咽頭内は牛乳で白くなるが，喉頭前庭には牛乳が侵入していないことを確認できる．

Chapter 9の確認事項▶eラーニング スライド9対応

1 喉頭に障害のない運動を理解する．

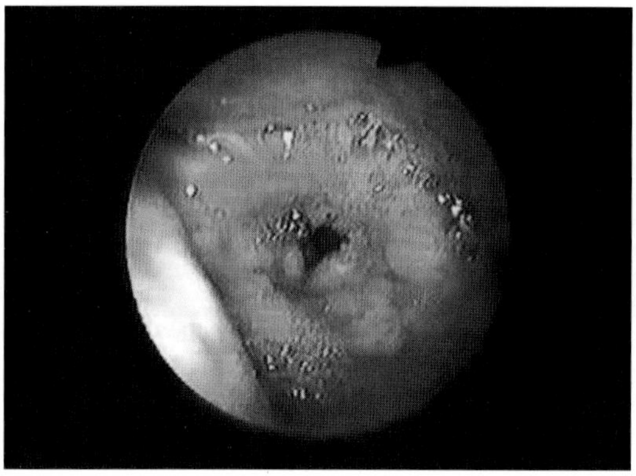

図9　唾液誤嚥例（急性期脳出血患者）
発症３日目；重度意識障害．唾液が呼吸に伴い気管内に吸引される．

▶Chapter 10　唾液誤嚥例（急性期脳出血患者の動画）→（eラーニング▶スライド11）

図9は急性期脳出血患者で，発症3日目での嚥下内視鏡所見である．いわゆるのどの奥で「ごろごろ」といっている状態で，頻回に吸痰を行っている状況であった．内視鏡所見では，唾液が呼吸に伴い気管内に吸引される．喀出も不良であり，吸引と喀出を繰り返している．重度の意識障害であったが，意識改善に伴い3週後には経口摂取が可能となった．

▶Chapter 11　とろみ液誤嚥例（認知症患者の動画）→（eラーニング▶スライド12）

図10は，アルツハイマー病で貧血を合併している患者である．全粥・きざみ食を摂取しているが，食事中にむせはみられない．ときどき微熱がみられるとのことで，食事後に嚥下内視鏡検査を実施した．まず，きざみ食の残りが喉頭蓋谷や喉頭前庭に認められる様子が観察できる（①）．次に牛乳プリンを摂食させると，食塊は右の梨状窩に到達し，あふれそうになってから嚥下反射が出現した．嚥下反射惹起が遅延している所見である（②）．嚥下反射後には，咽頭や喉頭に残留せず，気管内にも認められない．しかし，飲むヨーグルトでは，同様に右梨状窩に到達後嚥下反射が生じるが，喉頭閉鎖が間に合わずに気管内に誤嚥した様子が観察できる（③）．誤嚥後もまったく喀出反射は出現せず，典型的な無症候性誤嚥（silent aspiration）といえる．このように嚥下内視鏡検査では，食塊の通過経路や嚥下反射の開始時期を判定できる．

▶Chapter 12　NG-tubeによる嚥下機能の弊害（急性期脳出血患者の動画）→（eラーニング▶スライド13）

図11は脳出血急性期で意識障害が遷延し，NG-tube（経鼻胃管）での栄養管理がなされていた患者の内視鏡画像である．内視鏡で咽頭内を観察すると，tubeはとぐろを巻いており，さらにその周囲は分泌物などで汚染されている．また，喉頭蓋は発赤・腫脹しており，喉頭内にも分泌物が貯留している．しかし，喀出反射はみられず，刺激を与えてようやく気道内に貯留していた痰が喀出された．この症例は，検査直後にtubeを抜去して点滴栄養のみに切り替え，意識障害の改善に合わせてその2週後に経口摂取を開始した．

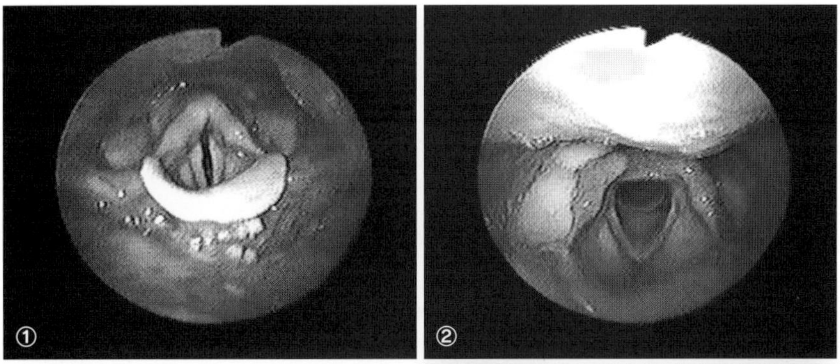

①きざみ食の残りが喉頭蓋谷や喉頭前庭に認められる様子
②牛乳プリンが右梨状窩に到達．直後に嚥下反射出現し，誤嚥なし．
③気管内に誤嚥した飲むヨーグルト．むせがなく，silent aspirationである．

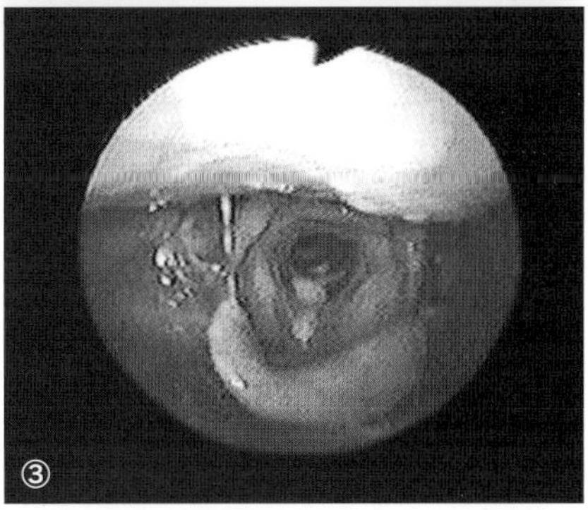

図10　とろみ液誤嚥（飲むヨーグルト）
貧血を合併したアルツハイマー病患者．
嚥下反射の開始は，食塊が梨状窩に到達後である点に留意．

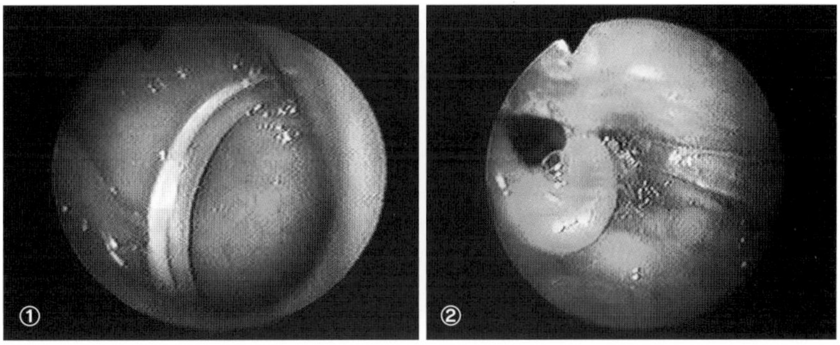

図11　嚥下機能のNG-tubeによる弊害（脳出血急性期意識障害例）
点滴栄養のみに切り替え，2週後に経口摂取開始．
①咽頭でとぐろを巻くチューブ
②発赤，腫脹した喉頭蓋

▶Chapter 13　反回神経麻痺（ワレンベルグ症候群患者の動画）

→（eラーニング▶スライド14）

図12は，左延髄背外側梗塞でワレンベルグ症候群となった症例である．嗄声や嚥下障害を認める．発症後3年目の内視鏡所見である．左声帯や披裂は麻痺しており，発声時も左声帯は動かない．右声帯が左声帯に寄る形で声門を閉じて発声する様子が観察できる．発症初期は，右声帯は中央までの内転にとどまっていたため，声門は開いたままであり，著しい嗄声で発声持続時間も3秒と短縮していた．現在は7秒まで延長している．

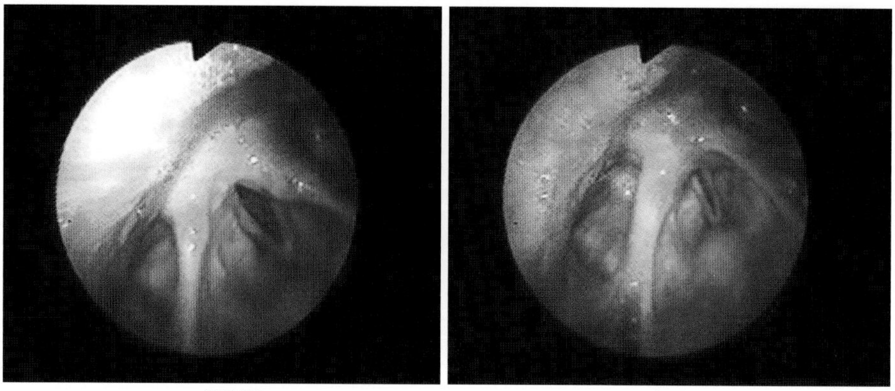

吸気時　　発声時

図12　反回神経麻痺（ワレンベルグ症候群）
左延髄背外側梗塞（発症後３年経過）．左；吸気時　右；発声時

▶Chapter 14　小児に対する嚥下内視鏡検査の特色 →（eラーニング▶スライド15）

成人・高齢者における嚥下内視鏡検査と同様に，小児に対する嚥下内視鏡検査は器質的異常の評価，嚥下の機能的異常の診断という診断的検査であり，代償的方法・リハビリテーション手技の効果確認を目的とした治療的検査でもある．一方で，嚥下障害を有する小児では，上気道（鼻腔・鼻咽腔，咽頭，喉頭）の狭窄・舌根後退，喉頭軟化症等の問題を伴い，また指示に従えない者が多いため，治療的検査の点では限界もある．以下では，このような小児に対する嚥下内視鏡検査の観察ポイント，および成人に対する嚥下内視鏡検査との相違について解説する．

▶Chapter 15　小児に対する嚥下内視鏡検査の要点 →（eラーニング▶スライド16）

小児では，挿入時の苦痛軽減と嚥下運動を阻害しないように，画質が荒くなるが軟性の細いファイバースコープを使用する．映像は必ず記録し，検査時の啼泣，喘鳴を記録するために，音声の記録を同時に行うことが望ましい．また，「抱っこ」や按頭台のついた座位保持椅子を使用し，安定した動きにくい姿勢で検査する．

挿入時の苦痛軽減のために，ファイバースコープに2%塩酸リドカインゼリーを塗布して挿入するが，細径のファイバースコープ使用の際には，必ずしも必要ではない．キシロカインスプレー（8%）を鼻へ噴霧することは，鼻腔粘膜への刺激が強いこと，麻酔作用が下咽頭にまで及ぶ危険があるため，適切ではない．

下鼻甲介上方からの挿入アプローチと下鼻甲介下方からの挿入アプローチがあり，下鼻甲介上方から挿入するほうがスムーズであることが多い．頭部の急な動きに追従できるように，シャフト部を保持する手の1，2本の指（通常は小指と薬指）を患者の頬骨部付近に接触させておき，ある程度固定した位置関係を保ちながら観察する．検査中は，SpO_2のモニターを行う．嚥下障害を有する小児では，発声，さまざまな嚥下手技，姿勢調節などの指示に従えない場合が多いため，観察を主体として所見をとることが多い．

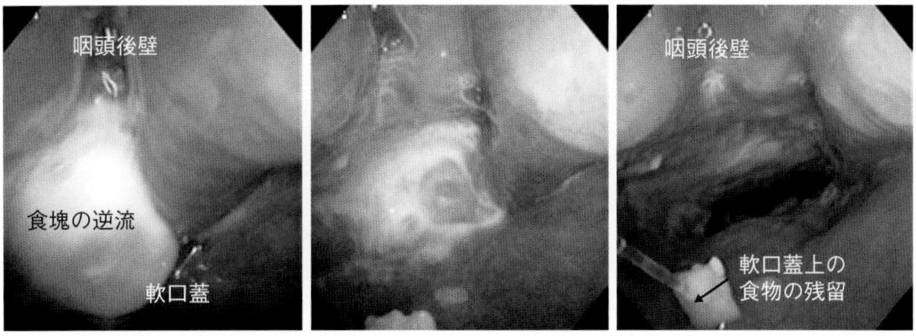

図13　鼻咽腔閉鎖不全（16歳男児，脳性麻痺）
食塊の逆流と軟口蓋上に食物の残留が観察される.

Chapter 15の確認事項▶**eラーニング スライド16対応**

1 小児に対する嚥下内視鏡検査の要点を理解する.

▶Chapter 16　観察項目1　鼻咽腔の評価；鼻咽腔閉鎖機能・食塊の逆流

→（eラーニング▶**スライド17**）

鼻孔から内視鏡を挿入し，軟口蓋の動きを評価する．嚥下時，鼻咽腔閉鎖不全が認められる場合，食塊の逆流が認められる（**図13**）．指示に従えない小児の場合，発声による鼻咽腔閉鎖機能の評価は困難である．

Chapter 16の確認事項▶**eラーニング スライド17対応**

1 鼻咽腔閉鎖機能を理解する.

2 鼻咽腔閉鎖不全に伴う弊害（逆流，残留など）を理解する.

▶Chapter 17　観察項目2　咽頭腔の評価；喉頭前庭・咽頭腔の狭窄，舌根の後退（沈下）

→（eラーニング▶**スライド18，19**）

嚥下に問題のある障害児では，喉頭前庭や咽頭腔の狭窄があり，舌根後退を伴っていることも多い．**図14**は，安静呼吸時に胸骨上切痕（suprasternal notch）の陥凹が認められ，姿勢は前傾，あるいは下顎を前方に牽引しないと SpO_2 値の低下を認めた症例である．呼気時にわずかに喉頭口が観察可能であるが，吸気時には喉頭蓋が咽頭後壁に引き寄せられて接触している．

舌根の後退（沈下）が認められる場合，喉頭前庭・下咽頭部の観察には，咽頭腔を広げるために下顎を前方に突出させる必要がある（**図15**）．

Chapter 17の確認事項▶**eラーニング スライド18，19対応**

1 上気道狭窄（舌根後退）検査に際しての要点を理解する.

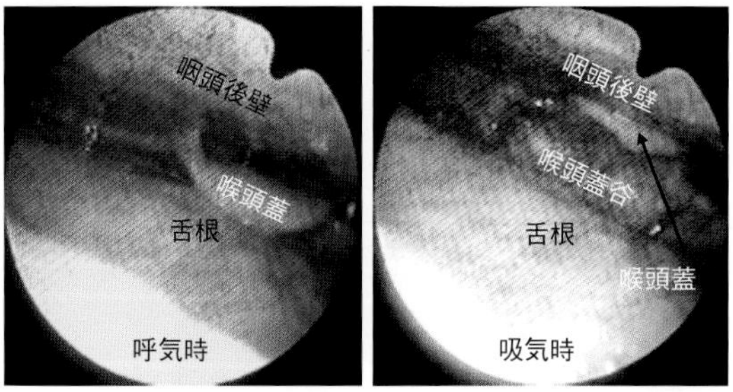

図14　喉頭前庭・咽頭腔の狭窄：舌根の後退（12歳男児，脳性麻痺）
姿勢は座位（床から60度），呼気時にわずかに喉頭口が観察されるが，吸気時には喉頭蓋が咽頭後壁に引き寄せられて接触している．

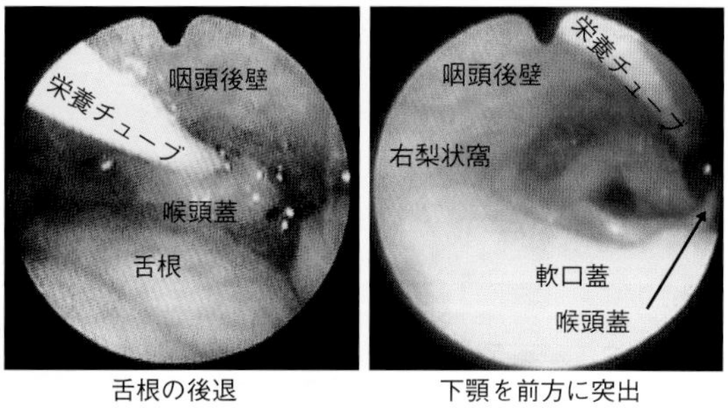

図15　咽頭腔の狭窄：舌根の後退（3歳男児，溺水後低酸素脳症：気管切開術後）
姿勢は座位（床から60度），喉頭前庭・下咽頭部の観察のために下顎枝後縁を前方に押し下顎を突出させて咽頭腔を広げ観察している．

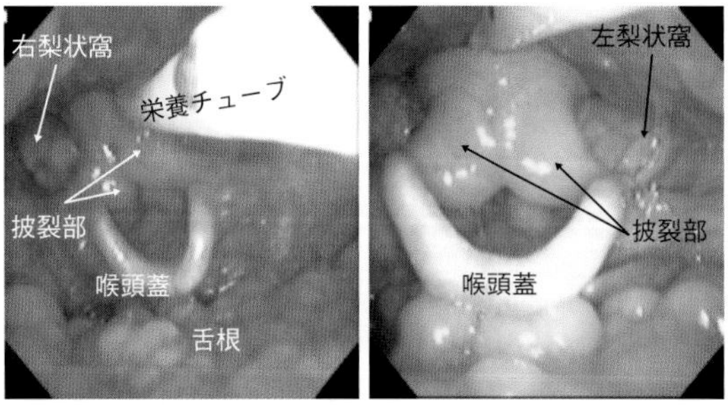

図16　披裂の腫脹（10歳女児，脳性麻痺）
両側披裂の腫脹により，声門が観察不能．

▶Chapter 18　観察項目3　喉頭前庭，下咽頭部；両側披裂の腫脹

→（eラーニング▶**スライド20**）

喉頭前庭・下咽頭部の観察では，喉頭前庭，下咽頭部の器質的異常の有無，唾液の貯留を観察する．嚥下に問題のある障害児では，披裂の浮腫・喉頭軟化症などの問題を伴っていることがある（**図16**）．

指示に従えない小児の場合，発声や息こらえによる披裂の運動，声門の運動，喉頭閉鎖機能の評価は困難である．

Chapter 18の確認事項▶**eラーニング スライド20対応**

1. 喉頭前庭・下咽頭部の観察の要点を理解する．
2. 披裂腫脹の所見を把握する．

▶Chapter 19　観察項目4　喉頭前庭，下咽頭部；唾液の貯留

→（eラーニング▶**スライド21**）

安静時呼吸に際して喘鳴が認められる小児では，下咽頭・喉頭前庭に唾液の貯留が著しく認められ（**図17**），呼吸と同調し吸気時に声門下に流入し，呼気時に唾液が吹き出す所見がみられることがある．このような場合，重度の嚥下障害が疑われるので，あえて，食物や水分を摂取させての検査は行わない．

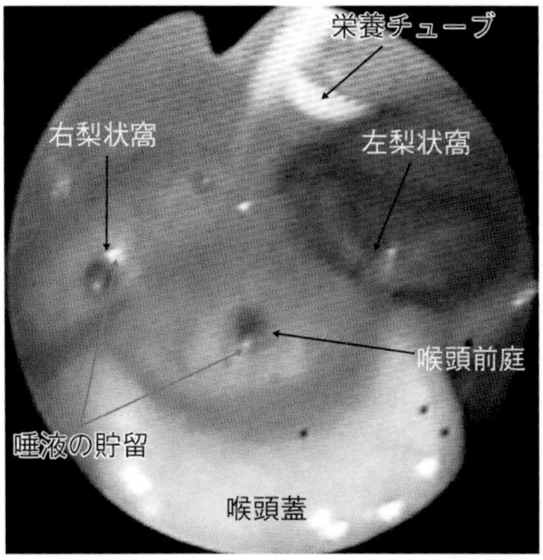

図17　喉頭前庭，梨状窩における唾液の貯留（3歳男児，脳性麻痺）
右梨状窩・喉頭前庭に唾液の貯留が認められる．

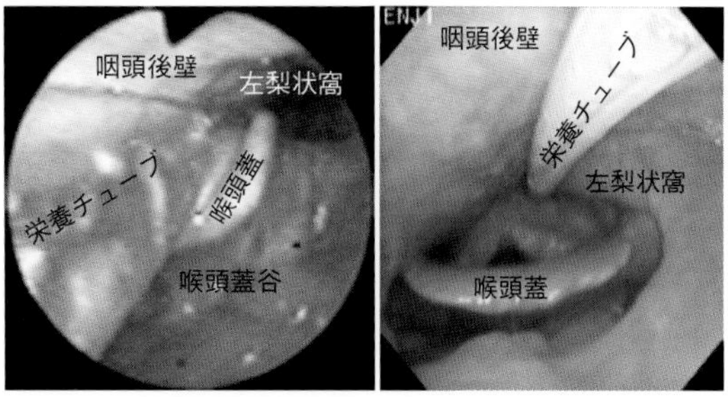

図18　太い経管栄養チューブが，喉頭蓋の動きを阻害（左図）

Chapter 19の確認事項 ▶ eラーニング スライド21対応

1. 喉頭前庭・下咽頭部の観察の要点を理解する．
2. 喉頭前庭・下咽頭部における唾液貯留への対応を理解する．

▶Chapter 20　観察項目5　咽頭腔；経管栄養チューブの走行

→（eラーニング▶スライド22）

経鼻経管栄養法で，栄養チューブを留置している場合は，咽頭におけるチューブの走行，太さの確認が必要な場合がある．チューブが太く嚥下時，喉頭蓋の動きを阻害している場合がある（**図18**）．

Chapter 20の確認事項 ▶ eラーニング スライド22対応

1. カテーテル留置時における検査の要点を理解する．

▶Chapter 21　観察項目6　嚥下時の食塊評価 →（eラーニング▶スライド23）

図19に掲げた症例では，日常の食形態はペースト食であったが，外部観察評価では口角の左右非対称の動き，下顎の側方臼磨運動が認められたため（**図19A**），煮た根菜（ニンジン）の経口摂取を嚥下内視鏡で観察した．体幹の角度45度，頸部伸展位（後屈）で，ニンジンが喉頭口に落下した（**図19B**）．呼気により食物は下咽頭に移動し，嚥下された．頸部屈曲位にすると食物が口腔から落下することはなくなったが，食物は舌による押しつぶしや，咀嚼もされずに丸飲みで嚥下されていることが判明した（**図19C**）．頭頸部肢位の重要性がわかる．また，外部観察による機能評価と実際の食物処理に乖離が認められた症例である．食物が咽頭へどのような形態で送り込まれているかを観察することにより，間接的に口腔機能を推測できる．

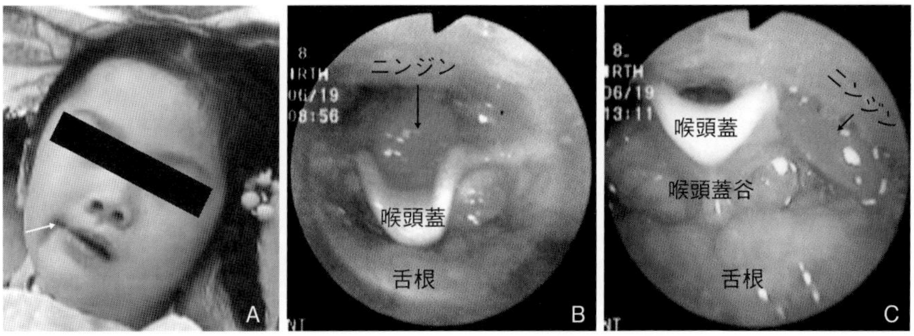

図19　外部観察では咀嚼の動きがみられる（A）症例（8歳女児，脳性麻痺）

口腔から喉頭口に食物（ニンジン）が落下（B：頸部伸展位；後屈），呼気により下咽頭へ移動し嚥下された．頸部屈曲位にすると食物が口腔から落下することはなくなったが，食物は舌による押しつぶしや，咀嚼もされずに嚥下されていることが判明した（C）．

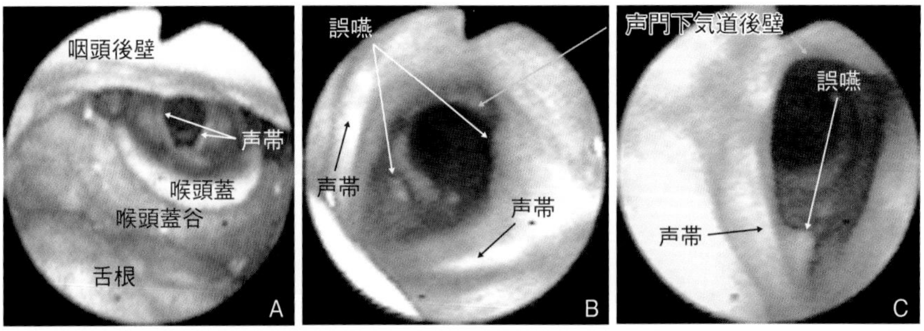

図20　誤嚥は嚥下後，食塊が声門を越えて観察された場合に診断可能（12歳男児，染色体異常）

嚥下後，喉頭前庭，喉頭蓋谷，下咽頭に食塊の残留が認められた（A）．さらに内視鏡先端を喉頭前庭に進めると，誤嚥が観察された（B，C）．

Chapter 21の確認事項▶**eラーニング スライド23対応**

1 食塊評価によって把握できる事項を理解する．

▶Chapter 22　観察項目7　誤嚥の評価 →（eラーニング▶**スライド24**）

嚥下内視鏡検査では，嚥下反射時にはホワイトアウトとなって観察は不可能になる．ホワイトアウト後，喉頭蓋谷・梨状窩における食塊の残留の観察をし，さらに内視鏡先端を喉頭前庭部に進め，食塊の喉頭侵入，誤嚥を観察する（**図20**）．

咽頭残留が認められた場合，何回の嚥下で残留がクリアになるかを観察することで咽頭の処理能力が評価できる．

誤嚥は嚥下後，食塊が声門下に侵入したことを直視できた場合に診断可能であるが，声門下気道の後壁は死角となり観察不可能である．誤嚥が疑われた場合は，成人・高齢者の嚥下障害では，誤嚥物を直視にて確認するほかに咳をさせて排出される侵入物を確認することで判定するが，小児では指示に従えない場合が多いので，咳反射による喀出，呼気による排出，声門下の直視による観察所見で判定する．

嚥下後，喉頭前庭・喉頭蓋谷・下咽頭に食塊の残留が認められ（**図20A**），さらに内視鏡先端を喉頭前庭に進めると誤嚥が観察された（**図20B，C**）.

Chapter 22の確認事項▶eラーニング スライド24対応

1 誤嚥の評価法を理解する.

文　献

1) 太田喜久夫：摂食・嚥下障害リハビリテーション　ビデオ内視鏡検査―鼻咽喉ファイバースコープを用いた嚥下機能評価法の実際．Modern Physician, 26（1）：33-37，2006.

2) Langmore SE, et al.：Fiberoptic endoscopic examination of swallowing safty；a new procedure. Dysphagia，2（4）：216-219, 1988.

3) Bastian RW：Videoendoscopic evaluation of patients with dysphagia；an adjunct to the modified barium swallow. Otolaryngol Head Neck Surg, 104：339-349, 1991.

4) Langmore SE；Endoscopic and videofluoroscopic evaluations of swallowing and aspiration. Ann Otol Rhinol Laryngol, 100：678-681, 1991.

5) 日本摂食・嚥下リハビリテーション学会医療検討委員会：10．小児での検査のポイント（担当：北住映二）．嚥下内視鏡検査の標準的手順，日摂食嚥下リハ会誌，11（3）：389-402，2007.

6) 太田喜久夫：4．嚥下内視鏡検査（VE）．摂食嚥下リハビリテーション，第3版，才藤栄一，植田浩一郎監修，医歯薬出版，東京，pp.122-124，134-143，2016.

7) 太田喜久夫：嚥下内視鏡検査（1）　正常所見と異常所見．これでナットク！ 摂食嚥下機能評価のコツ，青柳陽一郎編，MB Med Reha，240：70-78，2019.

§10

嚥下造影

e-learning

31 概要・必要物品・造影剤

Lecturer▶ 武原　格
東京都リハビリテーション病院
リハビリテーション部長

学習目標 Learning Goals

- 嚥下造影の概要を理解できる
- 嚥下造影に必要な物品を列挙できる
- 嚥下造影に使用する造影剤の種類とリスクについて理解し適用できる

▶Chapter 1　はじめに →（eラーニング▶スライド1）

嚥下造影は，嚥下内視鏡とともに摂食嚥下リハビリテーションの領域でスクリーニングテストの結果や訓練中の状況把握，食材のレベル変更などのときに行う詳細な検査の一つであり，誤嚥の有無をはじめ，リハビリテーションに必要な多くの情報を提供する検査である．このため，摂食嚥下リハビリテーションを行うにあたり十分理解しておいてほしい検査である．

▶Chapter 2　嚥下造影とは（概要）→（eラーニング▶スライド2）

摂食嚥下障害をもつ患者の嚥下動態を把握することは，摂食嚥下訓練を行う医療者にとって必要不可欠である．嚥下造影は，X線透視により口腔咽頭の動きを観察することにより，嚥下機能を診断しようとする検査である．このためには，食品に造影性を与えることにより食品の動きをみるとともに，食品の通過状態から間接的に口腔咽頭の軟組織の動態を観察するものである．また，咽頭・喉頭部は空気を含んでいるため，陰性造影剤の役割を果たすので，食品に含有させたバリウムやヨードなどの陽性造影剤とともに，重要な観察項目となる（陰性造影剤，陽性造影剤については，Chapter 8参照）．咽頭嚥下は1秒以内と非常に速い運動であるので，動態の観察にはビデオ記録（30コマ/秒）が欠かせない．なお，本検査は，あくまでも機能検査であり，腫瘍などの疑いがある場合は必ず耳鼻咽喉科医等の専門家の診察を仰ぐ．

Chapter 2の確認事項▶eラーニング スライド2対応

1 嚥下造影の概要を理解する．

▶Chapter 3　検査の目的 →（eラーニング▶スライド3）

嚥下造影の目的には，**表1**の1に掲げた診断のために行う検査と，2の治療のための検査がある．目的を明確にし，その目的を達成するために十分な検査を行うことはいうまでもない．一方で本検査は被曝を伴う検査であり，被検者，検者とも被曝に対する配慮が必要である．治療のための検査では，代償姿勢（右向き嚥下，左向き嚥下，うなずき嚥下，体位変換など）や食品の物性変化（食材の変更やとろみ

表1　検査の目的

1. 症状と病態の関係を明らかにする.
   「診断のための検査」であり，形態的異常，機能的異常，誤嚥，残留などを明らかにする.
2. 食品・体位・摂食方法などの調節により治療に反映させる.
   「治療のための検査」であり，食品や体位，摂食方法などを調節することで安全に嚥下し，誤嚥や咽頭残留を減少させる方法を探す．実際の訓練や摂食場面で用いられる有力な情報を提供する.
3. 訓練効果の判定や訓練内容の変更.

の添加など）が適用される．3の訓練経過中に行う検査では，訓練効果の判定や，食事段階の変更，治療計画の見直しなどに重要な情報を提供する.

Chapter 3の確認事項▶eラーニング スライド3対応

1 嚥下造影の目的とリスクを理解する.

▶Chapter 4　必要物品①（図1）→（eラーニング▶スライド4）

検査には，① X線透視装置，② 動画記録装置，③ 音声記録システム，④ 検査用椅子，⑤ 観察システムなどが必要である.

Chapter 4の確認事項▶eラーニング スライド4対応

1 検査の必要物品を理解する.

▶Chapter 5　必要物品②→（eラーニング▶スライド5）

X線透視装置にはさまざまな装置があり，それぞれ特徴が異なる．多くは**図2**左のような据え置き型である．古い装置では透視装置固定のための基盤（ベース）が床に出っ張っていることが多く，検査椅子や車椅子を使用するときに障害となり，これを安定させるために床面を平らにするなどの工夫が必要なことが多い．また，X線管球を支えるアームや胃透視用の胃を押さえるアームなどが，位置合わせの邪魔になることもしばしばある．これらは検査の自由度に影響するので，装置や検査椅子を新たに購入する場合は，十分検討する必要がある．特に正面撮影をする場合，X線管球とテーブルとの間が狭いし，テーブルに検査椅子の台車があたったり，椅子を傾斜した状態での撮影が困難なことが多いので，現場での工夫が必要となる．被検者は，X線管球からできるだけ離して，かつ，イメージ倍増管（通常，テーブル側にある）にできるだけ近づけて位置づけする．テーブルから離れると像が拡大し，十分な検査範囲が得られないことがある.

動画と音声の記録システムには，ビデオやDVDなどが用いられる．透視装置のモニターから画像を記録装置に入力する場合は，音声は別にマイクからアンプを介して入力する必要があることが多い．システムが完成したら必ず実際に試行してみて，音声・映像ともに記録されていることを確認する.

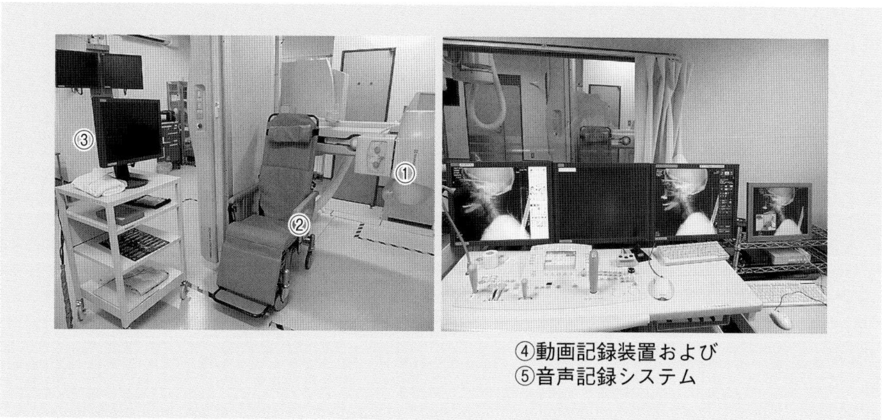

図1　必要物品
検査には①Ｘ線透視装置，②検査用椅子，③観察システム，④動画記録装置，⑤音声記録システムなどが必要である．

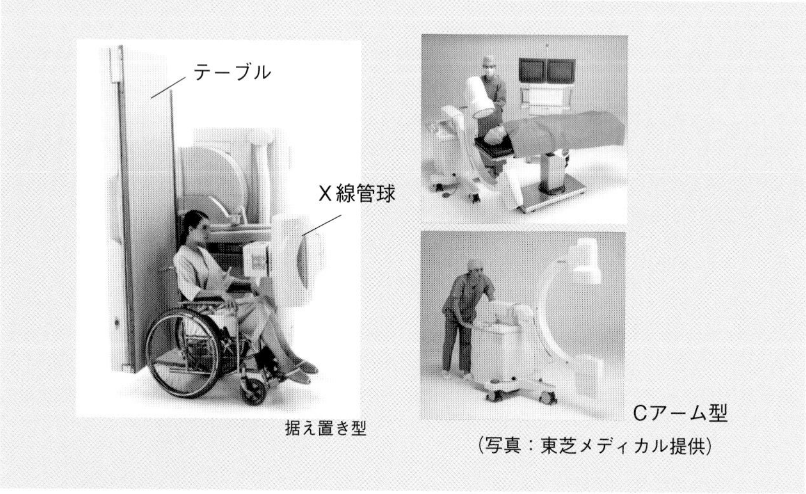

図2　Ｘ線透視装置
Ｘ線透視装置：据え置き型（左図），Ｃアーム型（右図），天井走行型などさまざまな装置があり，それぞれ特徴が異なる．特に正面撮影をする場合，問題が多い．

Chpater 5の確認事項 ▶ **eラーニング スライド5対応**

1 Ｘ線透視装置の概要を理解する．
2 検査機器の特徴と検査時におけるその影響を理解する．

▶Chapter 6　検査椅子・観察システム → (eラーニング ▶ **スライド6**)

検査椅子は，国内でも何種類か販売されている．**図3**右は米国から輸入したものである．仰臥位30度で検査することを想定する場合，Ｘ線管球とテーブルの間が狭いので，装置にあたって撮影困難にな

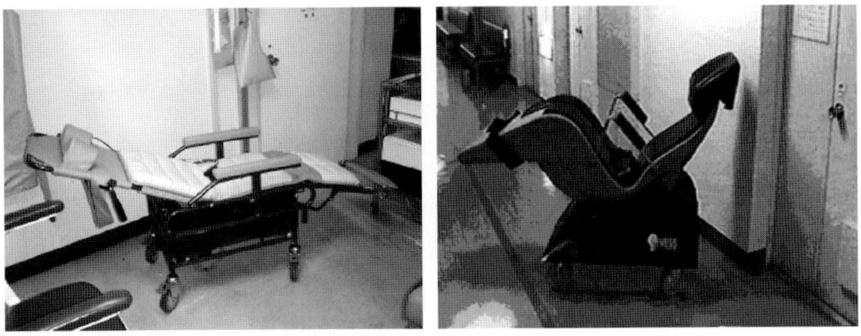

VFSS チェア

図3　検査椅子
検査用椅子には，安全な摂食姿勢を検討するためリクライニング機能が必要である．
検査椅子は仰臥位30度で検査することを想定する場合，X線透視装置のテーブルに背もたれがあたって撮影困難なこともあるので，事前に十分な検討が必要である．

ることが多い．また，車椅子などで検査する場合は，正面撮影のときに椅子のフレームなどの金属が邪魔になることも多いので工夫が必要になる．

観察システムは，テレビモニタなどを用いると複数で観察することができる．コンピュータに取り込んで観察することも可能な場合が多い．時間情報は，ビデオによるものやコンピュータソフトによるものなどが利用可能であるが，正確な情報かどうかについては，使用しているシステムを検討する必要がある．日本のビデオ記録システムは，NTSC (National Television System Committee，全米テレビジョン放送方式標準化委員会) 方式で，基本的に走査線525本，1秒間に29.97フレーム (コマ) 記録される．ちなみに欧州のビデオはPAL (Phase Alternating Line，位相反転線) 方式が使用され，走査線は625本，25コマ/秒で記録される．スローモーションやストップモーションの可能な機器で観察し，1コマ約1/30秒として時間情報も得ることができる．走査線については，最近のハイビジョン方式の一般化など，急速な発展を遂げているところである．

▶Chapter 7　記録速度 →（eラーニング▶スライド7）

嚥下造影をVF (videofluoroscopic examination of swallowing) とよぶのは，ビデオに記録されることが多いからである．記録速度は，ビデオに記録することにより，おのずと30コマ毎秒が確保される．しかし，デジタル式のX線透視装置では記録コマ数が少ない選択があるので注意する．

Chpater 7の確認事項▶eラーニング スライド7対応

1 VFの記録速度を知る．

▶Chapter 8　造影剤 →（eラーニング▶スライド8）

造影剤は，X線を吸収して他の部位と差をつける (みえるようにする) 陽性造影剤と空気のようにX線を透過して他の部位と差をつける陰性造影剤に分けられる．通常，造影剤というと陽性造影剤をいう．X線は原子番号の大きいものほどよく吸収するので，バリウム (Ba；56)，ヨード (I；53) が用いら

表2　造影剤の副作用

「じんましん，気分が悪い，顔色が青白くなる，手足が冷たくなる，喉がつまる，息苦しい，息がしにくい」などの症状が出たら，適切な処置をとる

消化管穿孔（腸閉塞，腹膜炎）の防止のための対策として以下の注意書きがある．高齢者の場合，より重篤な転帰をたどることがあるので要注意．嚥下造影では，量が少ないのであまり問題にならないが，以下に注意事項をあげる．

1．便秘の有無
2．下剤の必要性について
3．検査後の水分補給
4．便意がなくても定期的にトイレでの排泄誘導
5．バリウム便が出たか，便秘，腹痛はないか
6．バリウムが排泄されないと，時間の経過とともにより出にくくなる

れている．ガストログラフィンは胃透視の検査でよく用いられるものであるが，肺毒性が強いため使用しない．造影剤の味は，ガストログラフィンは非常に苦い．非イオン性のヨード製剤，たとえばイオパミドールは，やや甘いようだが後味として苦味が残る．イオトロラン（イソビスト）は非常に甘い．バリウム製剤は，胃透視等で用いられるタイプは飲むヨーグルトのような状態にしてあるが，希釈していくとだんだん味が粉臭くなる．このように，造影剤により特徴があり，使用している状況により味が変わるので，検査者は自分で味見をしておくとよい．ヨード過敏症は多くはないが，ショックがあるので問診等十分な情報を得るようにする．

Chpater 8の確認事項▶eラーニング スライド8対応

1 造影剤の種類と特徴を理解する．

▶Chapter 9　造影剤の副作用について →（eラーニング▶スライド9, 10）

ヨード系においては，アレルギーによるショックが問題になるが，緊急事態が起こった場合に対処できるようにしておくことが重要である．

また，**表2**に造影剤の副作用を具体的に示した．使用する造影剤の注意事項などにはしっかり目を通しておく必要がある．

Chapter 9の確認事項▶eラーニング スライド9, 10対応

1 造影剤の副作用を理解する．

▶Chapter 10　造影剤の種類と特徴 →（eラーニング▶スライド11）

表3に造影剤の種類を示した．ヨード系はイオン性と非イオン性があり，一般に非イオン性が肺毒性が少ないので，嚥下造影に用いられることが多い．

硫酸バリウムもよく使用されるが，胃透視などで用いられる濃度では，お茶や水の検査にはならない．これはバリウムが胃壁に付着しやすいよう，粘性が高い状態となっているためである．通常バリウムは100 W/V%以上のものが多いので，飲料用水で2倍から5倍希釈して用いる．

表3　造影剤

水溶性ヨード系造影剤（市販品名）	(1) 非イオン性（第３世代） 低浸透圧：イオパミロン300(3)，オムニパーク300(2)，オプチレイ240,320(2)，イオメロン300,350(2) 等浸透圧：イソビスト240(1)，オムニパーク140(1)，イオパミロン150(1)，オプチレイ150(1) (2) イオン性（第２世代） モノマー型（高浸透圧）コンレイ400(5)，ウログラフィン60(6),76(9) ダイマー型（低浸透圧）ヘキサブリックス320(2)，他 *(　)内は浸透圧比，薬品名の後の300,150などの数字は1mL中に含有するヨード量（mgL/mL）を示す
硫酸バリウム	散剤：バリトップ，バリトゲンデラックス 液剤（懸濁液）：バリトップゾル150，バリトゲンゾル145など *濃度は30～40W/V%

Chpater 10の確認事項▶**eラーニング スライド11対応**

1 造影剤の種類と特徴を理解する．

▶Chapter 11　造影剤の誤嚥による死亡事故報告例 →（eラーニング▶**スライド12**）

造影剤の誤嚥によって死亡事故が報告されている[2~4]ことも，念頭に置いておく必要がある．

Chpater 11の確認事項▶**eラーニング スライド12対応**

1 造影剤の誤嚥による危険性を理解する．

▶Chapter 12　造影剤誤嚥の動物実験 →（eラーニング▶**スライド13**）

造影剤の肺毒性に関する実験結果が報告されている[5~7]．この実験結果により，現在非イオン性造影剤が嚥下造影に用いられる根拠となっている．

▶Chapter 13　検査食品 →（eラーニング▶**スライド14, 15**）

一般に，ほとんどの食品は造影性をもたないため，X線検査でみることができない．このため，検査食には造影剤を添加する必要がある．

イオパミドールやイオヘキソールなどの非イオン性造影剤はジェネリック製品が出ており，価格の面でこちらが用いられることが多い．

表4に造影剤を加えた検査食の一部を示した．バリウムゼリーは多くの病院で使用されている．さらに多くの具体的レシピが日摂食嚥下リハ会誌[8]，日本摂食嚥下リハビリテーション学会のホームページ上にある「嚥下造影の検査法（詳細版）」より入手できるので参考にされたい．

表4　造影剤を加えた検査食の具体例

硫酸バリウム液	硫酸バリウム（120～160%）を薄めて30～40%にする.
増粘剤加硫酸バリウム液	30～40%の硫酸バリウムに，増粘剤を加えると水や汁物に増粘剤を加えた状態に近くなる．増粘剤の添加量によって，粘度が異なるので目的に合う粘度に調整する.
ゼリー	ゼラチンゼリーの検査食品は硫酸バリウム50g，水100mL，ゼラチン2g，砂糖20gで作成する．硬めの寒天ゼリーは砕くと粒状になり，ご飯粒などに類似する．ゼリーの代わりに寒天粉末1.5gを入れる.
ヨーグルト・プリン	ヨーグルト，プリンにその場で造影剤を添加して使用するため，泥状になり通常とはわずかに異なる.
クッキー	咀嚼，口腔内処理能力をみるのに最適，市販のクッキーに硫酸バリウム液を塗って使用することも可能である．あらかじめ作成して冷凍保存することもできる．バター125g，砂糖110g，卵黄1個，薄力粉100g，バリウム粉末25g.
薬	硫酸バリウムをカプセルに入れる．薬剤シートにバリウムを入れて固める．散剤はバリウムパウダーをそのまま使用するなど.

文　献

1) Katayama H, Yamaguchi K, Kozuka T, Takashima T, Matsuura K, Nakata H, Tanabe M, Brunger C：Full-scale investigation into adverse reaction in Japan. Risk factor analysis. The Japanese Committee on the Safety of Contrast Media. Invest Radiol, 26 (1)：S33-36；discussion S40-1, 1991.

2) Gray C, et al.：Aspiration of high-density barium contrast medium causing acute pulmonary inflammation -Report of two fatal cases in elderly women with disordered swallowing-. Clinical Radiology, 40：397-400, 1989.

3) Trulzsch DV, et al.：Gastrografin-induced aspiration pneumonia：a lethal complication of computed tomography. South Med J, 85：1255-1256, 1992.

4) 江畑智希，ほか：ガストログラフィンによる嚥下性肺炎の1例．八千代病院紀要，13：10-11，1993.

5) MacAlister WH, et al.：The effect of some contrast agents in the lung：An experimental study in the rat and dog. Am J Radiol, 140：245-251, 1983.

6) Ginai AZ, et al.：Experimental evaluation of various available contrast agents for use in the upper gastrointestinal tract in case of suspected leakage. Effects on lungs. Brit J Radiol, 57：895-901, 1984.

7) Miyazawa T, et al.：Effect of water-soluble contrast medium on the lung in rats comparison of iotolan, iopamidol, and diatrizoate. Invest Radiol, 25：999-1003, 1990.

8) 日本摂食嚥下リハビリテーション学会医療検討委員会：嚥下造影の検査法（詳細版）2014年版．日摂食嚥下リハ会誌, 18：166-186, 2014.

32 検査の実際・合併症とその対策(嚥下造影)

Lecturer ▶ 柴田斉子
藤田医科大学医学部
リハビリテーション医学Ⅰ講座准教授

学習目標 Learning Goals

- 嚥下造影の手順がわかる
- 統一した評価が行えるようになる
- 検査の合併症を知り，その対策を講じることができる

▶Chapter 1 はじめに → (eラーニング▶スライド1)

嚥下造影は外からはみえない嚥下運動，食塊の動きを可視化するため，嚥下障害の要因の評価，対策を決めるうえで非常に有用な検査である.

しかし，その方法には統一性が欠け，的確な評価がなされていない場合もある.

ここでは，嚥下造影の標準的手段と合併症および対策について解説する.

▶Chapter 2 検査の説明と同意 → (eラーニング▶スライド2)

どのような目的のために検査を行うのか，検査の実際の方法を説明し，理解，同意を得ることが必要となる．検査を受けることにより摂食の安全性を評価できることを伝えると，安心して検査に同意してもらえる.

経口摂取を長期間行っていない患者では，検査までの間に評価と間接訓練を実施することが望ましい.

検査室で緊張している状態では正確な評価ができないばかりか，平常よりも誤嚥する危険性が高い．検査前から顔見知りになり，意志の疎通をはかり，検査室では準備体操として肩と頸部の力を抜いて軽い運動をさせるのもよい.

Chapter 2の確認事項 ▶ eラーニング スライド2対応

1. 検査前のインフォームドコンセントと，環境調整の重要性を理解する.
2. 検査前の対応として具体的に行うべきことを把握する.

▶Chapter 3 機器の設置(図1) → (eラーニング▶スライド3)

安全な検査ではあるが，患者のモニターとして脈拍と経皮的動脈血酸素飽和度(SpO_2)を測定しながら検査を行うことが望ましい.

誤嚥や咽頭残留に対応するために，吸引器は常に使用可能な状態にしておく.

感染対策として，検査者は患者ごとに新しいゴム手袋を使用する.

模擬食品(検査食品)は，検査の目的に応じてあらかじめよく考えて準備する.

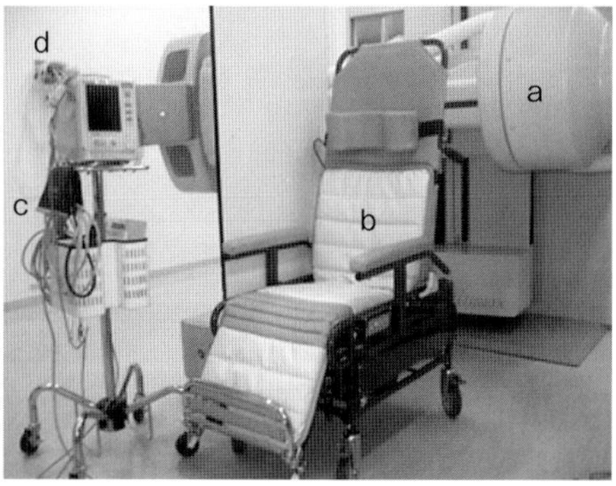

図1　機器の設置

a：透視装置，b：VF用椅子，c：モニター（SpO_2，HR），d：吸引器
その他：ゴム手袋，聴診器，救急カート，模擬食品，スプーン（大・中・小），舌圧子，ストロー，注射器（ディスポーザブルシリンジ），経鼻胃管チューブ（8-12Fr），バルーンカテーテル（12-16Fr），エプロン，タオル

表1　検査開始前に

基本情報の収集
●嚥下障害の原因疾患はどういうものか？（機能的/器質的，改善の可能性）
－嚥下障害に関連する既往歴
－絶食期間
－現在の経口摂取状況，摂食姿勢
●検査の目的の確認（不顕性誤嚥の有無，代償姿勢の効果）
●全身状態の確認
－意識レベル
－発熱の有無
－血圧，脈拍，SpO_2
●口腔，咽頭の診察
－口腔内乾燥，汚染，義歯の適合
－舌，軟口蓋の運動性
－咳嗽力
－経鼻栄養チューブの走行

経鼻胃管チューブやバルーンカテーテルも，常に対応できるように準備しておくとよい．

Chapter 3の確認事項▶**eラーニング スライド3対応**

1 VFの器材と，検査中のモニタリング，緊急時の対応，感染等への対応に必要な機器を把握する．

▶Chapter 4　検査開始前に →（eラーニング▶**スライド4**）

対象者の嚥下障害の原因が何か，また改善が見込める疾患か否かにより検査の進め方も異なるため，検査前に把握しておく必要がある（**表1**）．

摂食に伴う肺炎の既往や長期間絶食にある患者では，特に誤嚥に対する注意が必要である．依頼者（主治医，担当訓練士）の要求する検査目的を明らかにし，適切な検査を心がける．

検査当日に意識障害や全身状態の悪化がある場合は，検査を中止する．

口腔ケアはあらかじめ念入りに行ってあることが必要で，検査当日に口腔内汚染が高度の場合は，検査を中止するかその場で口腔ケアを実施してから検査を行う．

<照射野>
- すべての口腔領域（口唇を含む）
- すべての咽頭・喉頭領域
- 上部食道の一部

上記を含むように管球と被写体の距離を最大限にとる

<照射の手順>
まず側面で評価し，次に正面で評価を行う
食道の中・下部の通過状態も併せて調べる

<照射のタイミング>
- 捕食時から嚥下終了を確認するまで（ただし嚥下が非常に起こりにくいときは，被曝を最小限にする配慮が必要）

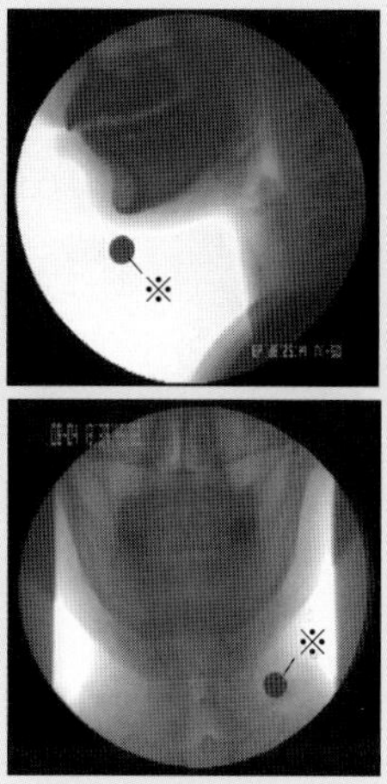

側面
正面
※縮尺を示す鉛球

図2　照射野と照射のタイミング

Chapter 4の確認事項▶eラーニング スライド4対応

1 検査前に把握すべき内容を理解する．

▶Chapter 5　照射野と照射のタイミング →（eラーニング▶スライド5）

照射野は口腔，咽頭，喉頭領域すべてを含むように調整する．管球と被写体の距離を十分とることで拡大率も低下し，十分な照射野とより鮮明な画像が得られる．

まず側面での評価から開始し，続いて正面像を評価する（**図2**）．その際に食道の中，下部の蠕動や食塊残留の有無も確認する．

照射のタイミングは，食塊を口腔に取り込むところから嚥下反射が終了し喉頭が安静位に戻るまでとするが，嚥下反射がなかなか起こらない場合はいったん照射をやめ，口頭での促しや嚥下促通手技を実施し，嚥下反射惹起のタイミングを見計らって照射を再開する．

総照射時間は5分以内が望ましい．

Chapter 5の確認事項▶eラーニング スライド5対応

1 照射野，照射の手順，照射のタイミングを確認する．

▶Chapter 6　開始時の患者体位 →（eラーニング▶スライド6）

検査開始時の患者体位は，普段摂食している姿勢を基本とする．

長期にわたり経口摂取を中止している場合には，30度仰臥位，頸部前屈位から開始し，安全を確かめながら徐々に角度を上げていく．また，検査開始時に空嚥下の評価を行い，咽頭収縮・喉頭挙上・喉頭閉鎖の不良があり垂直座位で誤嚥が予測される場合はリクライニング位に調整する（**表2**）．

表2　開始時の患者体位

垂直座位で開始する場合	端座位保持が良好 送り込み能力，嚥下反射惹起が良好
リクライニング位で開始する場合	座位を保つのに背もたれが必要 頸部の保持ができない リクライニング位で摂食している 絶飲食 送り込み能力の著しい低下，嚥下反射惹起の著しい遅延がある場合 透視下で発声・空嚥下を行い，咽頭収縮・喉頭挙上・喉頭閉鎖の不良があり誤嚥が予測される場合

検査時点での座位能力，摂食姿勢，嚥下機能によって決める

表3　経鼻経管栄養チューブの扱い

まず，口腔からの観察と検査開始前の透視によってチューブの走行を確認する ・咽頭でとぐろを巻いていないか　→　検査前にチューブを抜去 ・咽頭で交差していないか ・喉頭蓋の運動を妨げていないか チューブを抜くか否かは病態による ・経管栄養を併用しながら直接訓練，または食事を進める場合は，チューブを挿入したままでの評価が必要 ・チューブが喉頭蓋の運動を妨げている場合，チューブ周囲に食塊が付着して残留する場合は，検査途中でチューブを抜去し，検査終了後に再挿入する チューブ再挿入に関して ・不必要な太いチューブが挿入されていたら細いチューブに変更する ・挿入後にチューブの走行，喉頭蓋の運動を確認する

Chapter 6の確認事項 ▶ **eラーニング スライド6対応**

1 患者の状態に応じた検査体位を選択できるようになる．

▶Chapter 7　経鼻経管栄養チューブの扱い（表3）→（eラーニング ▶ スライド7）

経鼻経管栄養チューブは，その太さ・走行経路によって嚥下運動の阻害となることがあるため，最良の嚥下を評価するためには抜去して検査を行う必要がある．

ただし，経鼻経管栄養チューブを留置したまま直接訓練を開始する必要のある場合には，チューブの影響を踏まえて摂食の安全性を評価する必要があるため，抜去せずに検査を行う．検査中にいったんチューブを抜去したら，適正な太さのチューブを再挿入し，チューブの走行，深さを透視下で確認することが望ましい．

Chapter 7の確認事項 ▶ **eラーニング スライド7対応**

1 検査時にチューブをどのように扱うかを理解する．

▶Chapter 8　気管カニューレの扱い（表4）→（eラーニング ▶ スライド8）

カフなしのカニューレの場合は，可能であればスピーチバルブや栓をして検査を行うため，検査前に

表4　気管カニューレの扱い

- カフなしカニューレの場合
  - 可能であればスピーチバルブや栓を装着した状態で検査を行う
- カフ付きカニューレの場合
  - 検査前にカフ上の分泌物を吸引して除去する
  - 呼吸状態が安定していればカフを抜いた状態でも検査する
  - 可能であればスピーチバルブや栓を装着した状態で検査を行う

カフの有無，スピーチバルブや栓の有無など検査時の状況を記録用紙に記載する

表5　検査の順序

1．側面像（造影剤を用いない評価）	発声（「あー」「か・か・か」など）させ，口唇，舌，軟口蓋の動きを評価 空嚥下をさせ，咽頭の収縮，喉頭挙上の程度，喉頭蓋の反転の有無を確認する
2．側面像	口腔での食塊形成・送り込み，嚥下反射惹起のタイミング 咽頭収縮，喉頭挙上の程度，咽頭残留の有無，食道通過 喉頭侵入，誤嚥の有無，咳嗽の有無，喀出能を評価
3．正面像	咽頭収縮，食塊残留の左右差を評価 頸部回旋・側屈の効果判定
4．側面像	体位効果の判定（姿勢調節） 嚥下代償手技の評価（随意嚥下法） 咀嚼負荷嚥下法

閉鎖可能かを評価しておく．

カフ付きカニューレの場合は，検査前にカフ上の分泌物を吸引して除去して検査を行う．

検査前に，カフの脱気をしても呼吸苦や SpO_2 の低下がないか，スピーチバルブや栓の装着が可能かを評価しておき，可能であればその状態で嚥下機能を評価する．

Chapter 8の確認事項▶eラーニング スライド8対応

1 検査時のカニューレの扱いについて理解する．

▶Chapter 9　検査の順序 →（eラーニング▶スライド9）

初回の検査では，まず造影剤を用いない状態で発声，空嚥下を指示し，口腔，舌，咽頭・喉頭の動きを評価する．次に造影剤を用いて側面像，正面像でおおまかな特徴をつかんだあと，再度側面像に戻り代償方法を取り入れた詳細な評価を行う（**表5**）．正面像では咽頭収縮・食塊通過の左右差の評価とともに，食道蠕動や食道残留も評価する．

2回目以降，特定の代償方法を再評価する場合はこの限りではない．

Chapter 9の確認事項▶eラーニング スライド9対応

1 検査の手順を理解する．

表6　難易度の調整

検査食の形態	均一なものが容易（ゼリー，ペースト） 咀嚼を必要とするものが難易度が高い 「液体」と「固形物」の混合物の咀嚼嚥下が最高難易度
一口量	少量から開始（通常4mL，高リスクの場合2mL） 液体コップ飲みが最高難易度
姿勢	リクライニング位から座位へ

「常食を座位で食べること」＝最高難易度　　　　食形態→一口量→姿勢の順に調整する

▶Chapter 10　難易度の調整 →（eラーニング▶スライド10）

検査は安全なものから開始し，段階的に難易度を上げていくことが，誤嚥を最小量とするためには必要である．複数の要素を同時に変えるのではなく，食形態→一口量→姿勢のように1要素ずつ変えて，その効果を判定する（**表6**）．

Chapter 10の確認事項▶**eラーニング スライド10対応**

1 難易度をどのように調整するのかを理解する．

▶Chapter 11　咀嚼負荷嚥下法 →（eラーニング▶スライド11）

「命令嚥下」と「咀嚼嚥下」はまったく異なる動態を示す．普段の摂食時と嚥下造影の結果の乖離を最小限とするためにも，嚥下造影検査時に咀嚼負荷嚥下法を実施することが推奨される（**図3**）．規格化された方法としては，半固形物（コンビーフにバリウムを練り込んだもの）4mgと液体バリウム5mLを同時に口に含み，咀嚼して嚥下することを指示する方法[1,2]がある．半固形物は米飯やクッキーなどで代用可能で，しっかりと咀嚼しながら嚥下するときの，嚥下反射惹起時の食塊先端の到達位置や誤嚥の有無を評価する．

Chapter 11の確認事項▶**eラーニング スライド11対応**

1 命令嚥下と咀嚼嚥下で，嚥下様式が異なることを理解する．

2 VFの実施にあたっても，咀嚼負荷が重要になることを理解する．

▶Chapter 12　VF中に行う代償手段（姿勢調節）→（eラーニング▶スライド12）

表7に，検査中に行う代償手段として姿勢調整の方法を示した．

次項に示す随意的嚥下法と組み合わせて，誤嚥や咽頭残留の少ない最良の嚥下手段を検討する．

Chapter 12の確認事項▶**eラーニング スライド12対応**

1 VF中の代償的手段（姿勢調節法）を把握する．

- ヒトの嚥下には「命令嚥下」と「咀嚼嚥下」の二つの様式がある
- 「命令嚥下」では食塊を口腔内にとどめた状態で嚥下反射が惹起されるが，「咀嚼嚥下」では咀嚼中に食塊は中～下咽頭に進行してから嚥下反射が惹起されるため，喉頭挙上の遅延や喉頭知覚の低下例では誤嚥の危険が高まる

嚥下反射惹起時の食塊位置

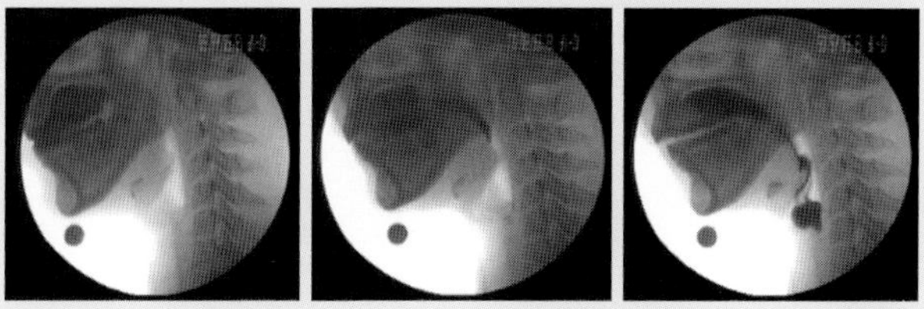

「液体」命令嚥下　「半固形」咀嚼嚥下　「半固形＋液体」咀嚼嚥下

- ヒトの普段の食事は「咀嚼嚥下」の繰り返しであり，嚥下造影でも咀嚼嚥下を評価することで，より臨床に即した評価が可能となる

＜方法＞
「半固形物 4g」＋「バリウム液 5mL」を同時に口腔に入れ，咀嚼しながら飲み込みやすいタイミングで自由に嚥下してもらう
「半固形物」：コンビーフにバリウム液を混ぜ練り込んだもの
　　　　　　米飯，ソフトクッキーなど

図3　咀嚼負荷嚥下法

表7　VF中に行う代償手段（姿勢調節）

手段	適応	方法・効果
Chin tuck （頸部屈曲）	喉頭閉鎖の低下 嚥下反射惹起の遅延 舌根部の動きの低下	喉頭蓋谷を広げることで食塊が喉頭に入ることを防ぐ 喉頭蓋を後方に倒す 喉頭の入り口を狭める
頸部回旋	一側の喉頭閉鎖障害 一側の咽頭麻痺	甲状軟骨に外力を加え，声帯の内転を強化して誤嚥を減らす 患側の梨状窩をつぶし，食塊を健側に誘導し，残留を減らす
頸部側屈	一側の口腔麻痺・咽頭麻痺	重力により食塊を健側に誘導し誤嚥を防ぐ
リクライニング	口腔の送り込み障害 嚥下反射惹起の遅延	重力を用いて送り込みを改善
一側嚥下	咽頭収縮の障害 一側の咽頭麻痺	重力を用いて安全な側に食塊を誘導する．咽喉頭の方向と重力の方向が異なるため，食塊が喉頭に流入しにくくなる

▶Chapter 13　VF中に行う代償手段（随意的嚥下法）→（eラーニング▶スライド13）

表8に，検査中に行う代償手段として随意的嚥下法を示す．効果を確認し，直接訓練および食事に反映させる．

Chapter 13の確認事項▶eラーニング スライド13対応

1 VF中の代償的手段としての嚥下手技を理解する．

表8　VF中に行う代償手段(随意的嚥下法)

嚥下法	適応	方法
Think swallow (嚥下の意識化)	咀嚼が不十分な場合 食塊の送り込みと嚥下反射惹起のタイミングがずれる場合	口腔内の食塊位置，咀嚼のリズムや食塊形成を意識して「ゴクン」と飲み込むことを促す
丸飲み嚥下	食塊の早期咽頭進入が誤嚥の誘因となる場合	Think swallowと同様だが，特に食塊形成までの間は口腔内に食塊を保持することを意識させる
Supraglottic swallow	喉頭閉鎖不全による嚥下中誤嚥 咽頭残留による嚥下後の喉頭侵入	深く息を吸い，息こらえをした状態で嚥下する．飲み込んだらすぐ咳をする
Effortfull swallow	舌根部の後退不良 喉頭蓋反転不良	咽頭部を締めつけるように力をいれて飲み込む
複数回嚥下	咽頭残留	空嚥下を繰り返す
交互嚥下	咽頭残留	ゼリーとペーストなど物性の異なる物を交互に嚥下する

表9　誤嚥の対処方法と検査の中止基準

誤嚥の対処方法	咳嗽(事前に練習させておく) 吸引 排痰(スクイージング)，体位ドレナージ 酸素吸入 誤嚥が確認された場合は，同じ条件での検査の繰り返しは中止する 誤嚥を防ぐための代償法を加えて，その効果を判定する
検査の中止基準	以下の項目のいずれかが認められた場合は検査を中止する 大量の誤嚥 咳による喀出不良 バイタルサインや呼吸状態の変化 パルスオキシメーターで$SpO_2 < 90\%$，あるいは検査前に比べて3%以上の低下が持続した場合 検査医の判断にて中止が妥当と判断された場合

▶Chapter 14　誤嚥の対処方法と検査の中止基準 → (eラーニング▶スライド14)

誤嚥を認めたら，即検査を中止するのではなく，生じた誤嚥に対して適切に対応したうえで，全身状態に問題がなければ誤嚥を防ぐ代償手段の検討を行う(**表9**).

誤嚥が生じたのと同一条件での検査の繰り返しは避ける．誤嚥物の喀出には咳嗽力が重要で，検査前から理学療法にて呼吸・咳嗽の訓練を実施する，誤嚥量が多い場合は体位排痰ドレナージを実施することが有効である.

Chapter 14の確認事項▶**eラーニング スライド14対応**

1 誤嚥時の対処と検査の中止基準を理解する.

▶Chapter 15　合併症とその対策 → (eラーニング▶スライド15)

当検査の合併症としては，おもに造影剤によるものがある(**表10**).

一般的に用いられる硫酸バリウムは不溶性であり，人体に対する有害性は少ないといわれているが,

表10　合併症とその対策

●造影剤（硫酸バリウム）による合併症 －アナフィラキシー様症状（頻度不明） ・問診と注意深い観察が必要 －イレウス ・高齢者，消化管運動の低下した症例では少量のバリウム使用でも発症の可能性がある ・検査後の十分な水分摂取を心がける ・検査後２～３日は排便状況，腹部所見に注意し，必要時下剤を投与 －誤嚥による呼吸困難，肺炎，肉芽腫の形成 ・誤嚥したバリウムはマクロファージによる貪食や気管支上皮の線毛の働きで除去される ・動物においてバリウムを気管内に注入する実験で，容量依存性の肺Ｘ線陰影，一過性気管支肺炎などの発症，気管支組織に肉芽腫の形成等が報告されている ・検査中の誤嚥量を最小限とする注意深い配慮および，咳嗽，吸引，体位ドレナージなどでできる限り誤嚥物を除去することが必要 ・多量の誤嚥が予測される場合や小児では水溶性の非イオン性造影剤を使用する

高齢者や消化管運動の低下した例ではイレウスの発症[3]が，大量の誤嚥では肺炎や肉芽腫発症の可能性[4]がいわれており，それぞれ注意深い観察と検査の実施が必要である．誤嚥量が多いと予想される症例や小児では，できるだけ侵襲を少なくするように水溶性の非イオン性造影剤の使用を検討する．

Chapter 15の確認事項▶eラーニング スライド15対応

1 VFによるおもな合併症を理解する．
2 合併症の予防対策を押さえる．

文　献

1）武田斉子，才藤栄一，松尾浩一郎，馬場尊，藤井航，Palmer JB：咀嚼が食塊の咽頭進入に及ぼす影響．リハ医学，39（6）：322-330，2002.
2）横山通夫：咀嚼負荷嚥下法．Modern Physician, 26（1）：42-45，2006.
3）田上鑛一郎，ほか：胃透視後に発生したバリウム便塊によるＳ状結腸穿孔の１例．外科，52（4）：410-411, 1990.
4）和田勝則，ほか：胃レ線検査での硫酸バリウム誤嚥による肺炎の１症例．日消病会誌，79（10）：2035, 1982.

33 嚥下造影の正常像・異常像 小児に対する嚥下造影の要点

Lecturer ▶ 馬場　尊[1]，北住映二[2]

1) ふじあく医院
2) 心身障害児総合医療療育センター

学習目標 *Learning Goals*

- 嚥下造影でメルクマールとなる解剖学的構造を覚える
- 嚥下造影の正常像を理解する
- 液体嚥下と咀嚼嚥下の違いを理解する
- 嚥下造影の異常像のうち，誤嚥と咽頭残留を理解する
- 代償法のうち，頸部回旋の実際を理解する
- 小児に対する嚥下造影の要点を理解する

▶Chapter 1　はじめに → (eラーニング ▶ スライド1〜3)

まず**表1**に，この章で使用した重要な単語の定義を掲載した．

次に，成人の嚥下造影（VF）所見を解説するが，ここで示す重要な解剖学的構造は，確実に記憶するようにしたい．正常の動画をよく観察して，正常のイメージを記憶してほしい．ここで取り上げた異常像は典型例の一部であるが，特に誤嚥のイメージを記憶してほしい．近年，320列マルチスライスCTによる嚥下造影が可能になった．これによる正常像をeラーニング上に示しているので，参照して正常嚥下のイメージをつかんでほしい．

▶Chapter 2　嚥下造影でみる解剖（側面） → (eラーニング ▶ スライド4)

図1に，VFをみるときに必要な解剖を示す．X線写真はX線が通る部分は感光して黒く，通らない部分は白く写る．したがって，骨が白く写り，水や空気が黒っぽく写る．この例のX線写真の特に白い部分は歯科治療後の金属や，埋没臼歯（親知らず）である．

VF像は写真の反対でX線が通る部分は白く，通さないものは黒く写る．したがって，バリウムや骨は黒く写る．VF像は嚥下前の静止画像で口腔前方にバリウムが写っている（X線写真撮影時にはバリウムを使用していないので写っていない）．

一見して明らかなように，左の写真のほうの画像がクリアであることがわかると思う．骨と軟部組織，空気の境界などがはっきりと区別でき，喉頭の軟骨もみることができる．一方，VF像は全体にぼやけており，喉頭の軟骨はみることができない．これは写真撮影とビテオ撮影の画質（解像度）の差によるもので，ビデオ撮影の解像度は写真撮影より悪い．したがって，構造の評価は単純写真で行ったほうがよい．したがって嚥下造影直前に撮影をしておくのが望ましい．

ところで，誤嚥の定義は声門を越えて食塊が侵入することである．その声門は声帯からなるが，それは薄い軟部組織であるのでX線ではっきり写らない．よって声門部は側面像において喉頭隆起のやや

表1　この章で使用した重要な言葉の定義

- 検査食：造影剤を含有させた食品
- 命令嚥下 (command swallow)：液体を口に含ませてから、検者の合図で嚥下させること
- 咀嚼嚥下 (chew swallow)：固形の検査食などを咀嚼させて嚥下させること
- 混合物：液体と固形の検査食を組み合わせたもの．英語では two phase food と訳される
- 誤嚥：検査食などが声門下に侵入すること
- 喉頭侵入：検査食などが喉頭前庭部に侵入すること
- 咽頭残留：嚥下終了後に検査食などが咽頭に存在すること

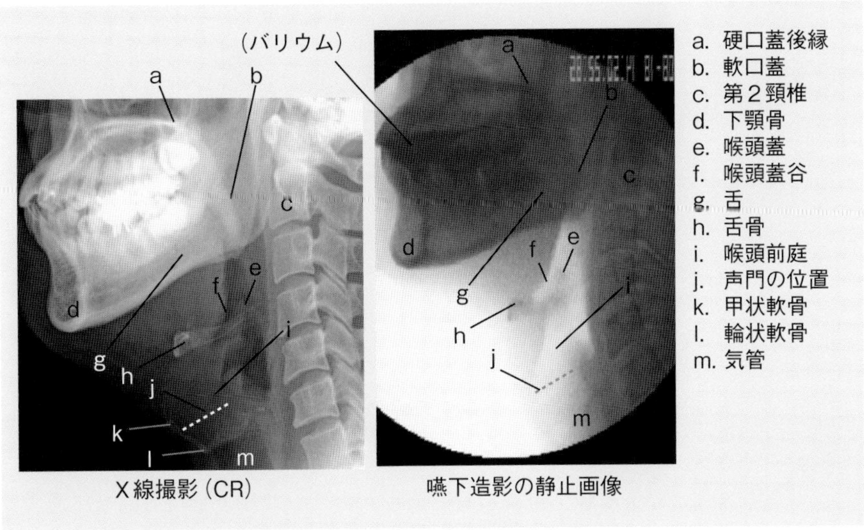

図1　嚥下造影でみる解剖（側面）

下方で輪状軟骨と平行なラインを想定して決める（図1の点線．なお，X線写真の像では喉頭前庭部が閉鎖しており，VF像とは異なっている．これは喉頭が挙上した位置での撮影になっているためである）．したがって喉頭隆起は重要なメルクマールである．

さらに舌骨は重要なメルクマールである．この動きは嚥下反射開始の指標とされている．すなわち，嚥下反射運動で舌骨は急速に上前方に移動するので，この動き始めの時点が反射の開始の基準とされている．

ほかに側面像において，硬口蓋の後縁，下顎骨下縁と奥舌との交点は重要である．前者は口腔と咽頭の境界，後者は口腔咽頭の境界である．また，下咽頭は喉頭蓋谷から下方である．

Chapter 2の確認事項 ▶ **eラーニング スライド4対応**

1 VFに必要な解剖学的知識を身につける．

2 VF画像の特徴を理解する．

▶Chapter 3　嚥下造影でみる解剖（正面） → （eラーニング ▶ **スライド5**）

図2は，VFの正面像である．各写真の左にある円形のものは直径10mmの鉛玉で縮尺を得るためのものである．

口腔から上部食道部が視野に入っているが，左の嚥下前の写真では下顎とバリウム以外は重要な器官

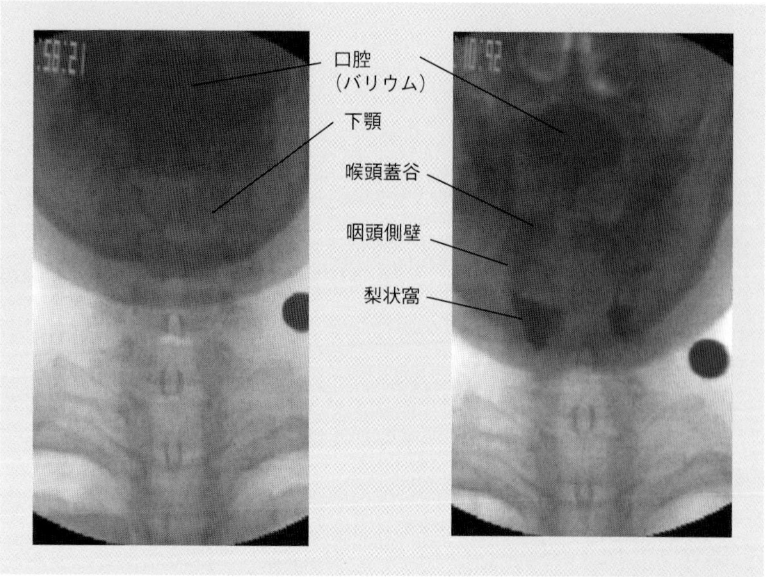

図2　嚥下造影でみる解剖（正面）

は描出されていない．

右は，嚥下をし始める直前で静止した像であるが，送り込みでV字型になった食塊と，左右の喉頭蓋谷，左右の梨状窩が映っている．

なお，これは健常な人にわざと嚥下を遅らせるように指示して飲ませたもので，通常はこのようには映らない．

Chapter 3の確認事項 ▶ **eラーニング スライド5対応**

1 VFに必要な解剖学的知識を身につける．

▶Chapter 4　正常の嚥下造影 液体嚥下（10mL 側面）→（eラーニング ▶ スライド6）

図3は，10mLの水様のバリウムを命令嚥下したときの様子である．食塊の先端が喉頭蓋谷に接触する直前ぐらいの時点で舌骨がすばやく動き始めていることに注意して観察してほしい．喉頭が挙上している最中は，喉頭前庭部が完全閉鎖し，空気像が消失している．これは，喉頭閉鎖が完全であるという所見である．

Chapter 4の確認事項 ▶ **eラーニング スライド6対応**

1 命令嚥下の特徴をVF像で理解する．

▶Chapter 5　正常の嚥下造影 液体嚥下（10mL 正面）→（eラーニング ▶ スライド7）

図4は，液体命令嚥下の正面像である．通常の飲み方なので，喉頭蓋谷や梨状窩は区別するのが困難である．この人はほとんど左右差がない．

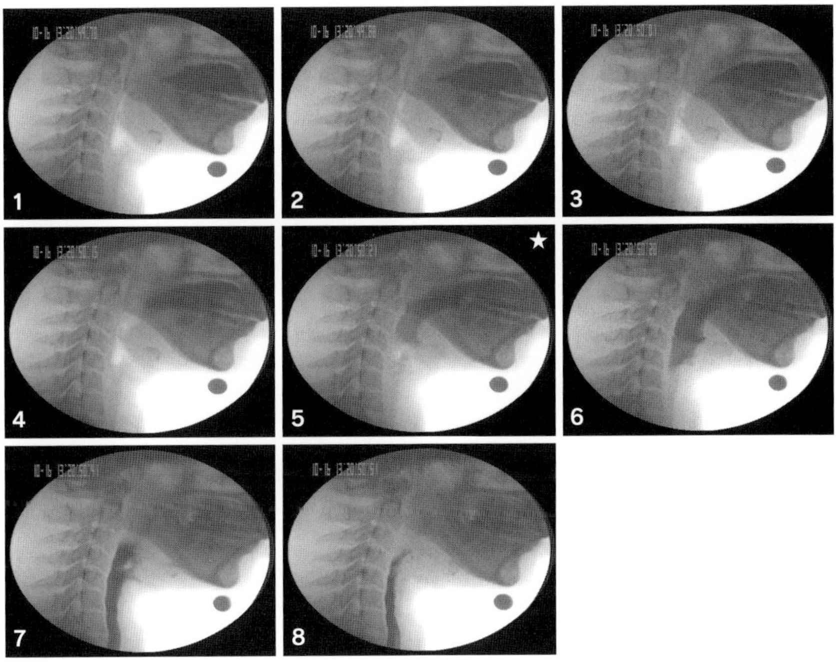

図3　正常の嚥下造影（液体嚥下，10mL 側面）
★；嚥下反射開始のフレーム

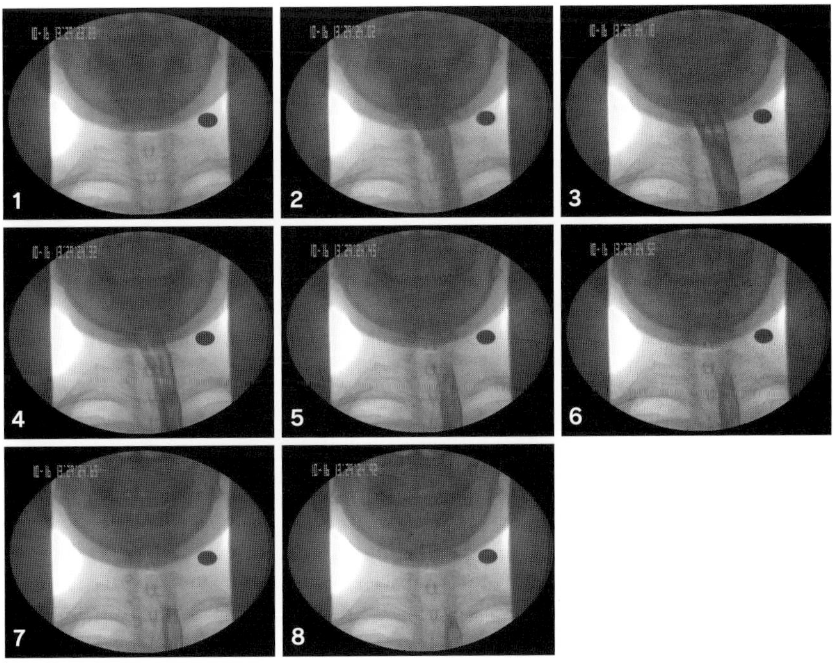

図4　正常の嚥下造影（液体嚥下，10mL 正面）
写真ではわかりにくいが，詳細は e ラーニング動画参照．

Chapter 5 の確認事項 ▶ **eラーニング スライド7対応**

1 命令嚥下の特徴を VF 像で理解する．

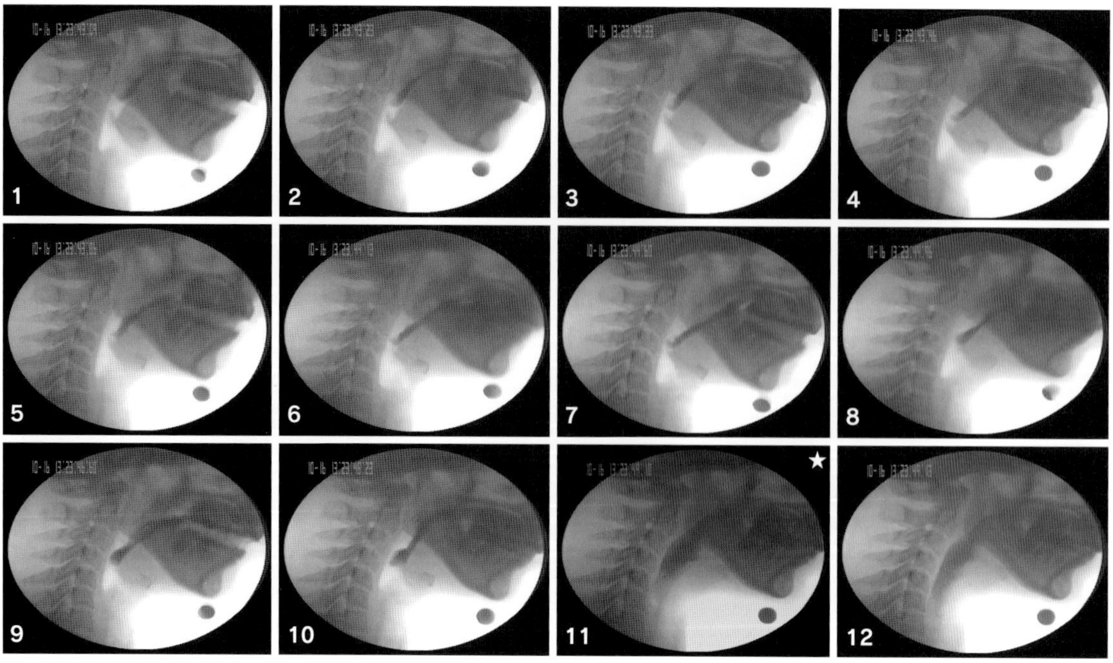

図5　正常の咀嚼嚥下（側面，クッキー）
★；嚥下反射開始

▶Chapter 6　正常の嚥下造影 咀嚼嚥下（側面） → (eラーニング▶**スライド8**)

図5はクッキー8gを食べさせたもので，クッキーの表面にバリウムを塗布している．咀嚼をしながら，食塊が咽頭に進行し，中咽頭部で数秒間にわたり集積されてから嚥下が始まっている．プロセスモデルのパターンの典型例である．

図6は，混合物すなわち，半固形物（バリウムを含有させたコンビーフ）4gと液体造影剤5mLをともに口腔内に入れて食べさせたものである．咀嚼が開始されると液体成分が先に咽頭に進むもののすぐには嚥下が起こらず，下咽頭に達して梨状窩にかなりの量の食塊が集積してから嚥下が起こっている．液体成分があるにもかかわらす，命令嚥下のパターンにはならないことがきわめて重要な特徴である．

Chapter 6の確認事項▶**eラーニング スライド8対応**

1. 咀嚼嚥下の特徴をVF像で理解する．
2. 混合物の嚥下時の特徴をVF像で理解する．

▶Chapter 7　正常の嚥下造影 咀嚼嚥下（正面） → (eラーニング▶**スライド9**)

eラーニング参照．

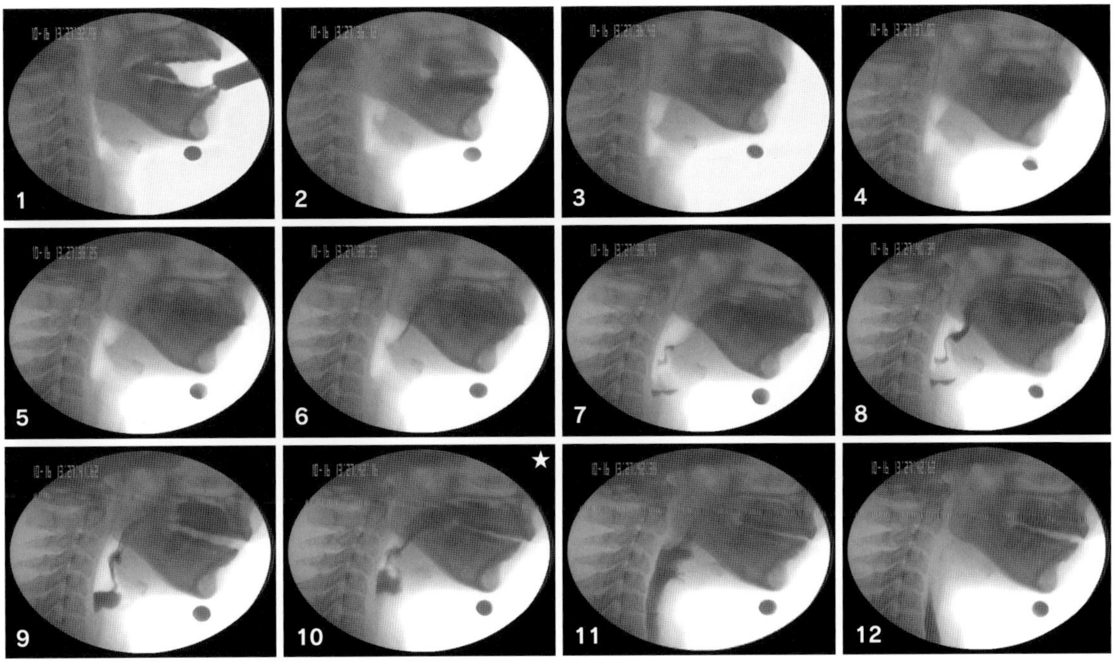

図6　正常の咀嚼嚥下（混合物）
★；嚥下反射開始

表2　誤嚥の種類とその要因

	嚥下前	嚥下中	嚥下後
嚥下反射	惹起不全	遅延	
喉頭・咽頭		喉頭閉鎖不全	咽頭内圧低下
食道入口部			開大不全
その他	意識障害 口腔送り込み障害		口腔送り込み障害

▶Chapter 8　誤嚥の種類とその要因 →（eラーニング▶スライド10）

誤嚥は重要な所見である．これを嚥下前，嚥下中，嚥下後と分類することがある（**表2**）．このように分類をすると，誤嚥の病態を考察するのに役立つ．

嚥下前誤嚥は，嚥下反射が開始する以前の誤嚥であるので，嚥下反射が起こりにくい場合に起こる．重度の球麻痺による場合，意識障害による場合，あるいは，偽性球麻痺で口腔期障害と嚥下反射惹起遅延がある場合に，コントロールされない食塊が不用意に咽頭に進行し，これに反射が間に合わない場合などに起こる．

嚥下中誤嚥は，嚥下反射は惹起するものの相対的に遅延しており，喉頭閉鎖が間に合わない場合や，嚥下反射は惹起するが，声門閉鎖不全がある場合に起こる．

嚥下後誤嚥は，嚥下反射が修了後に咽頭に残留した食塊が喉頭にあふれるような場合に起こる誤嚥である．咽頭残留を誤嚥するので，咽頭残留を起こす病態，咽頭収縮障害（咽頭内圧低下）や輪状咽頭筋開大不全が原因になる．また，口腔に残留したものが徐々に咽頭に侵入し，これが咽頭残留量を増して誤嚥に至ることもある（嚥下前誤嚥に分類するべきという意見もあるが）．

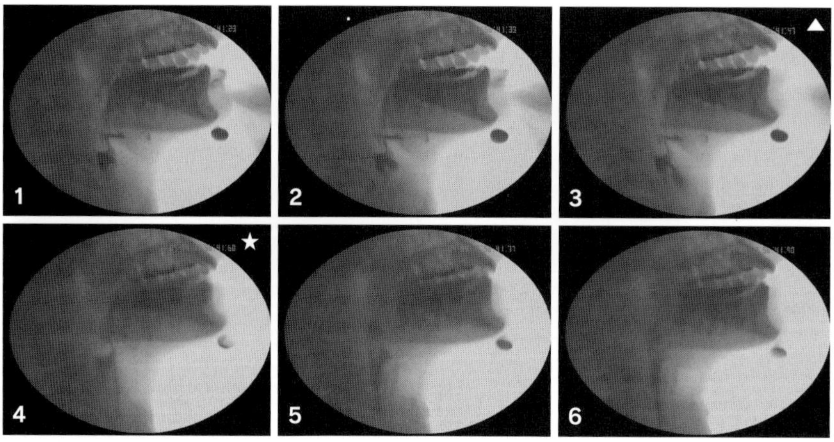

図7　嚥下前誤嚥の嚥下造影
▲：誤嚥，★；嚥下反射開始

Chapter 8の確認事項▶**eラーニング スライド10対応**

1 タイミングによる誤嚥の分類を理解する．

▶Chapter 9　誤嚥の嚥下造影 嚥下前誤嚥 →（eラーニング▶**スライド11**）

図7は嚥下前誤嚥の例で，嚥下反射開始前に食塊が声門下に侵入する．

口腔から咽頭に食塊はほとんどコントロールされずに落下している．そして嚥下反射が起こらない．10秒近く嚥下反射が起こらずに，指で刺激して嚥下誘発を試みたが，このときに誤嚥を認めた．

Chapter 9の確認事項▶**eラーニング スライド11対応**

1 嚥下前誤嚥の特徴をVF像で理解する．

▶Chapter 10　誤嚥の嚥下造影 嚥下中誤嚥 →（eラーニング▶**スライド12**）

図8は嚥下中誤嚥の例である．嚥下反射が開始されたあと，嚥下反射が終了する前に誤嚥が起こる．食塊は咽頭に進行し嚥下反射は比較的良好に惹起するが，声門閉鎖が不完全で喉頭侵入から誤嚥に至っている．

Chapter 10の確認事項▶**eラーニング スライド12対応**

1 嚥下中誤嚥の特徴をVF像で理解する．

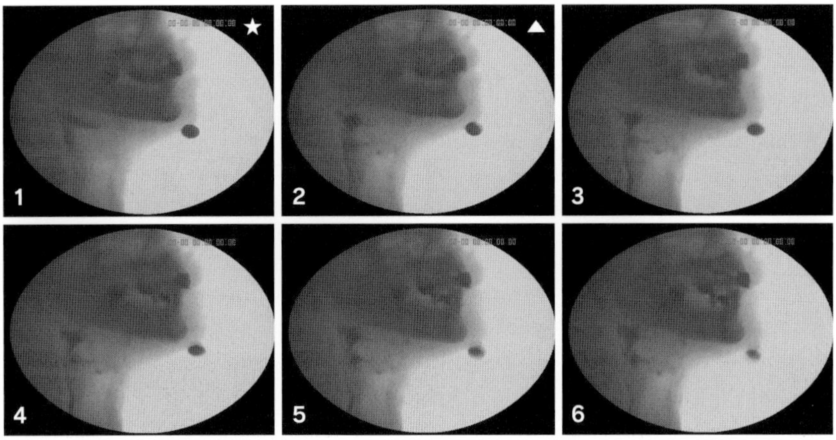

図8　嚥下中誤嚥の嚥下造影
▲：誤嚥，★；嚥下反射開始

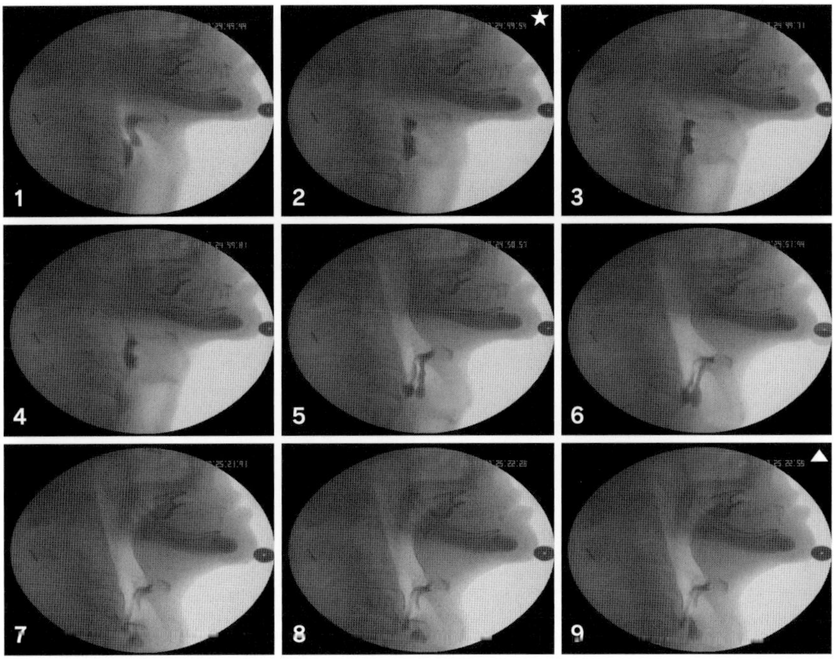

図9　嚥下後誤嚥の嚥下造影
▲：誤嚥，★；嚥下反射開始

▶Chapter 11　誤嚥の嚥下造影　嚥下後誤嚥 →（eラーニング▶スライド13）

図9は嚥下後誤嚥の例である．頸椎に変形があり，前彎が強く，第5頸椎には骨棘がある．嚥下反射は良好に惹起しているが，中から下咽頭の収縮が不十分かつ喉頭挙上が不十分で，嚥下中，中咽頭に残留が残りそれが嚥下後に梨状窩に残留する．その後，嚥下反射が起こる前に，誤嚥になっている．

Chapter 11の確認事項▶**eラーニング スライド13対応**

1 嚥下後誤嚥の特徴をVF像で理解する．

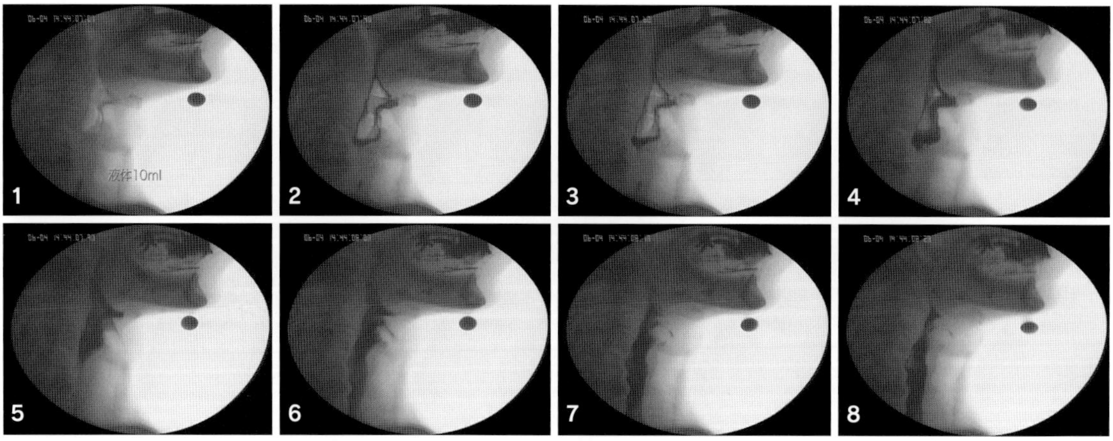

液体の命令嚥下．喉頭侵入は認めるが，誤嚥はしていない．

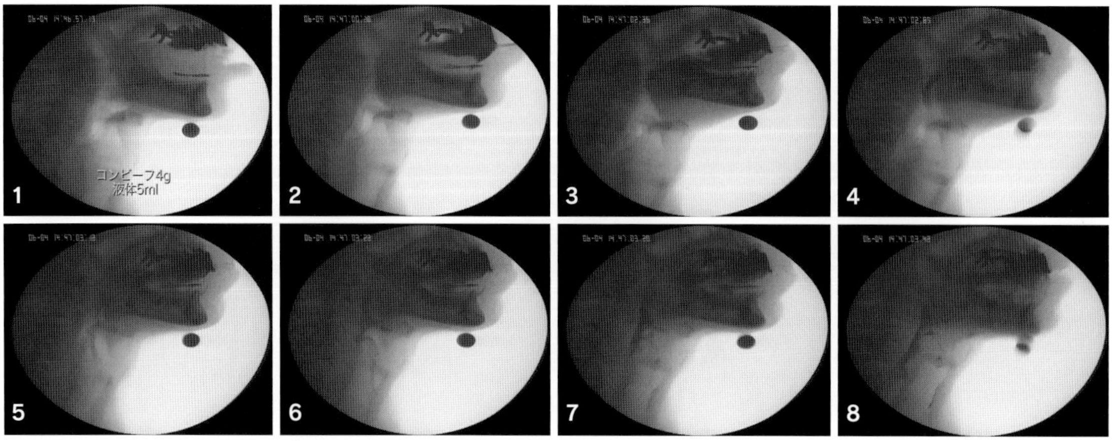

混合物の咀嚼嚥下．液体成分の誤嚥が認められる．

図10　咀嚼嚥下における混合物の誤嚥

▶Chapter 12　咀嚼嚥下の誤嚥 → (eラーニング▶**スライド14**)

図10は混合物の誤嚥例である．液体の命令嚥下では誤嚥をせず，喉頭侵入を認める．しかし，混合物では，液体成分が声門下に侵入し誤嚥となっている．このように混合物の嚥下は液体のみの嚥下よりも難易度の高い課題であることを理解してほしい．

ちなみに，ここで示した例のほとんどは，誤嚥後に咳反射がない不顕性誤嚥である．嚥下障害を疑って嚥下造影を行った例で同定された誤嚥のうち，約7割は不顕性誤嚥といわれており，頻度は高い．

▶Chapter 13　咽頭残留 → (eラーニング▶**スライド15**)

図11では，上食道括約部が開大せずに喉頭蓋谷と梨状窩に食塊が残留する．途中で喉頭侵入を認めるので注意されたい．

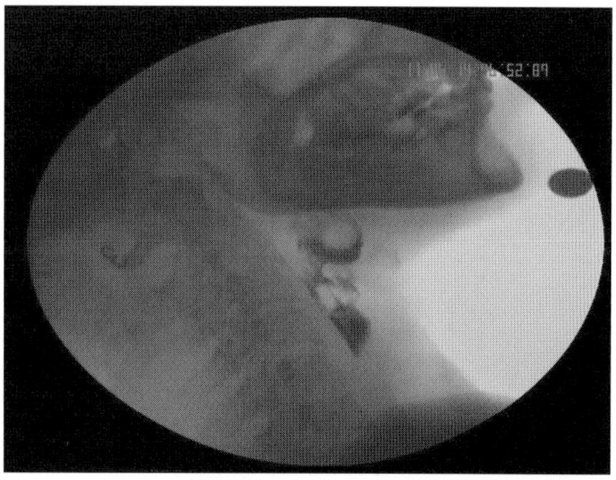

図11　咽頭残留

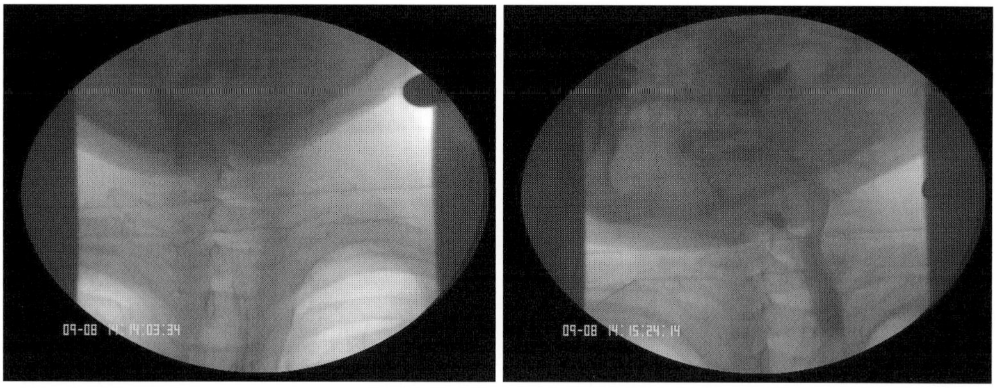

図12　頸部回旋

▶Chapter 14　頸部回旋の効果 →（eラーニング▶**スライド16**）

頸部回旋は，臨床で大変よく応用される手技の一つである．通したいほうの反対側に頸部を回旋させる．すなわち，右を通したい場合は左に頸部を回旋させる．**図12**では，右の咽頭に食塊があるが，右の機能障害のため，あまり食道に食塊が移動しない．右に回旋させると，機能的な左側に食塊が動き，食道に食塊が移動した（前の嚥下の残留を誤嚥する所見あり．正面の誤嚥像として参考にされたい）．

▶ Chapter 14の確認事項▶**eラーニング スライド16対応**

1 代償法のうちから，頸部回旋の実際をVF像で理解する．

▶Chapter 15　4D-CTによる嚥下造影 →（eラーニング▶**スライド17**）

320列マルチスライスCTで撮影した正常嚥下の4D-CT像（立体画像の動画）である．限られた施設で臨床応用されており，嚥下の運動生理学，精密な訓練効果の研究などに使用されている（動画は，eラーニング参照）．

▶Chapter 16　小児の嚥下造影の特徴 →（eラーニング▶スライド19）

小児は検査に対する警戒心が成人より大きい．透視室内という生活環境と大きく異なる環境は，それだけで患児に大きな心理的ストレスを与えることを考え，その軽減に努めることが重要である．検査を行う担当者は可能な限り，あらかじめ患児と顔見知りになるほうがよい．また，親やいつもの介護者が検査室内に同席するほうがよい．患児は安心するし，実際の検査場面を親や介護者が観察することは，彼らが障害を理解するのに大いに役立つ．また，検査食を実際に捕食させることも必要になる場合（検者の手を拒否するが，親であれば可能）がある．

このとき，母親が妊娠の可能性がないかをしっかり確認し，十分なプロテクターを着用させなければならない（腰回りをすべて覆う．頸部も）．

乳幼児は指示理解が困難なので，成人で行うような嚥下代償法が行いにくい．そのため，姿勢調整と食物形態，一口量の調整がより重要な意味をもつ．適切な姿勢を再現するために，適当な座位保持装置を準備したい．患児が普段使用しているものがあれば，それを使用するように工夫する．適当なものがない場合は，クッション材や枕をストレッチャーの上に置くなどして施行するが，転落には十分に注意する．

造影剤の味は悪いので，小児が拒否し口からはき出してしまうこともある．特に，ヨード系造影剤は苦みのあるものが多いので注意する．バリウムは味がよくはないが，刺激的ではないので，はき出されることはあまりない．

乳幼児の場合は命令嚥下が困難である．したがって，捕食から嚥下は本人のペースに任せるしかない．また，摂食にある一定の捕食のペースが必要で，それが乱れると誤嚥してしまうなどの場合もある．通常の捕食ペース，リズムでの摂食を必要に応じて再現する必要がある．

また，食事の初期には誤嚥はなくても，食事の後半以降に不調になるなどの場合もある．このような場合は，初期にVFを観察し，途中で食事をさせて，食事の後半で再度のVFを行って確認することを検討する．

▶ Chapter 16の確認事項▶eラーニング スライド19対応

1. 小児では検査に対する警戒心を減らす工夫が大切である．
2. 小児には嚥下代償法が行いにくいので，姿勢調整，食形態，一口量調整が，より重要である．

▶Chapter 17　使用する造影剤 →（eラーニング▶スライド20）

使用する造影剤は，基本的に成人と同じで，硫酸バリウムを使用してよい．誤嚥に対する影響を考慮し，成人で使用するよりは薄めに調整するほうがよいとされている．あらかじめ誤嚥のリスクが高いとわかっている場合には，非イオン性ヨード系造影剤を使用する場合がある．ヨードアレルギーがある場合は使用できないので，その確認は口唇に造影剤を少量塗り発赤や腫脹が出現しないかを10分間観察することで行う．

非イオン性ヨード系造影剤の多くは味が苦いので原液では使用しにくいが，薄めすぎると造影されない．0.3mL以下の投与量では唾液で薄まってしまうので，原液で使用したい．それより多い場合は3倍以下で希釈して使用する．ビジパークは甘いので原液～2倍稀釈でも使用しやすい．

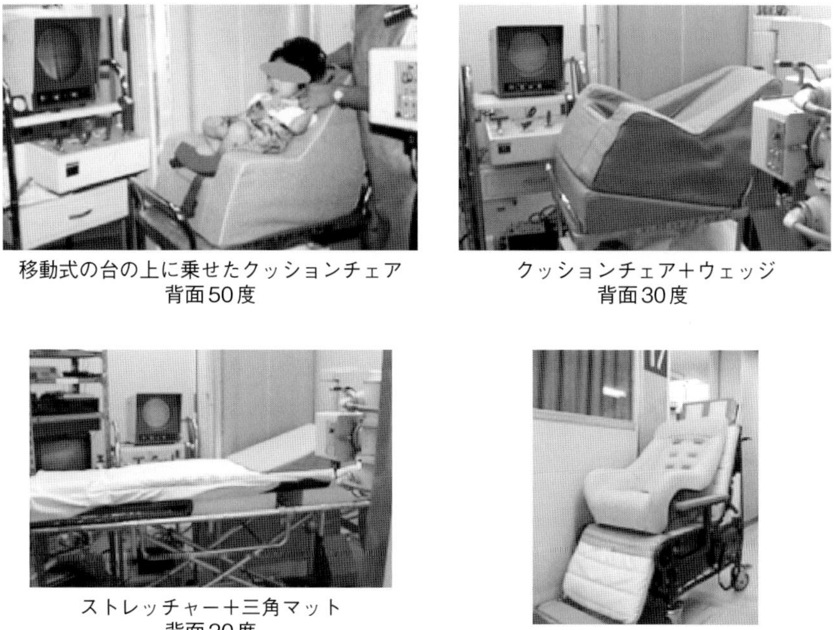

移動式の台の上に乗せたクッションチェア
背面50度

クッションチェア＋ウェッジ
背面30度

ストレッチャー＋三角マット
背面20度

VF椅子＋チャイルドシート

図13　姿勢調整
小児用クッションチェアなどを，適当な台車の上に設置して行う．

Chapter 17の確認事項 ▶ eラーニング スライド20対応

1. 小児にも硫酸バリウムを使用する．ハイリスクのときには，非イオン性ヨード系造影剤の使用を検討する．
2. 非イオン性ヨード系造影剤は味が悪いので3倍以下に希釈して使用する．一口量0.3mLより少ないときは唾液で薄まってしまうので原液で使用する．

▶Chapter 18　姿勢調整 →（eラーニング ▶ スライド21）

図13は姿勢調整の例である．クッションチェアを病院内で使用されている台車に設置した例，ストレッチャーにクッションを置いた例，VF用椅子に自動車用のチャイルドチェアを設置した例である．

▶Chapter 19　検査の進め方 →（eラーニング ▶ スライド22）

検査の進め方の原則は成人と同様であるが，嚥下代償法が使用できないので，リクライニング位と一口量に特に注意をして開始する．

経口摂取をしていなかった例では，誤嚥のリスクを最低限にすると思われる姿勢，すなわちリクライニング位30度前後で開始する．この姿勢にしてみて，頸部肢位が不適切であったり，異常な筋緊張が出た場合には，角度を上げたり，クッション材を使用して緊張を落とす姿勢をつくったりして調整す

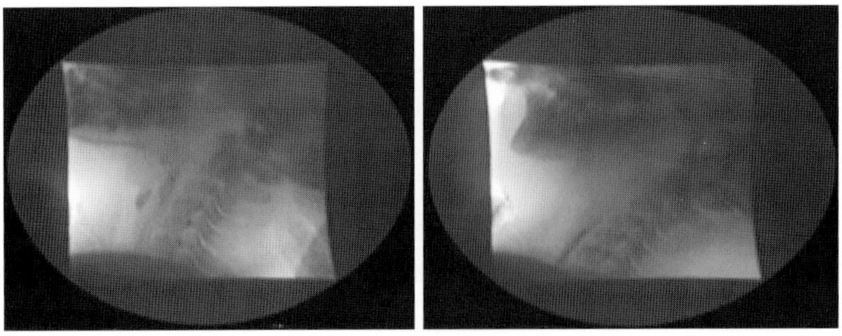

図14　定頸のない児のリクライニングの効果（詳細 eラーニング参照）
・左は背もたれが水平から50度（リクライニング50°）のクッションチェアに座らせた状態．嚥下中の誤嚥を認めた．
・右は同例で三角ウエッジを入れてリクライニング30°にした状態．誤嚥が改善した．

る．この姿勢でごく少量の検査食で開始し，反応を観察して可否を検討する．誤嚥をみた場合は，リクライニング角度をより水平に近くするなど姿勢の条件を変えて検査を進める．

また，普段，日常的に取りやすい姿勢での評価も行う．実際に摂食を行った場合に，このような姿勢で摂食をする可能性があるからである．もしこの姿勢でも大きな問題がなければ，その姿勢で摂食することができる．一方，問題があった場合は姿勢調整をしっかりと行うことになる．

初回は検査食の量を非常に少なくして行う．乳幼児の場合は0.1から0.2 mLのごく少量（1 mLのシリンジを使用）から開始して，口腔から咽頭の一連の動きを評価することから開始する．

経口摂食を行っている例では，検査時にその条件を再現するのが基本である．スプーンなどの食具も実際のものを使用するのが望ましい．一口量は実際の一口量を基準に開始するが，誤嚥を疑っているのであれば，その量より減じて開始する．

Chapter 19の確認事項▶**eラーニング スライド22対応**

1. 経口摂食していない例にはリクライニング位30°から開始する．
2. 日常的にとりやすい姿勢での評価もする．
3. 経口摂取している例ではその条件を再現し評価する．
4. 乳幼児には初回の検査食の量は0.2 mL以下で開始する．

▶Chapter 20　定頸のない児のリクライニング効果 →（eラーニング▶**スライド23**）

図14に首のすわっていない児のリクライニング効果の例を示す．

左はクッションチェアの座位，右はそれに30度のウェッジを追加した座位である（図13参照）．この例のように，首がすわっていない児の場合は，より寝かせたほうが，嚥下が安定する場合が多い．非常に重度の例では，水平に寝かせて誤嚥が防止できる場合がある．頸部が過伸展したり，舌根が沈下したりする場合は不適切なので，そのようなことが起こらない程度のリクライニング位で行うことになる．

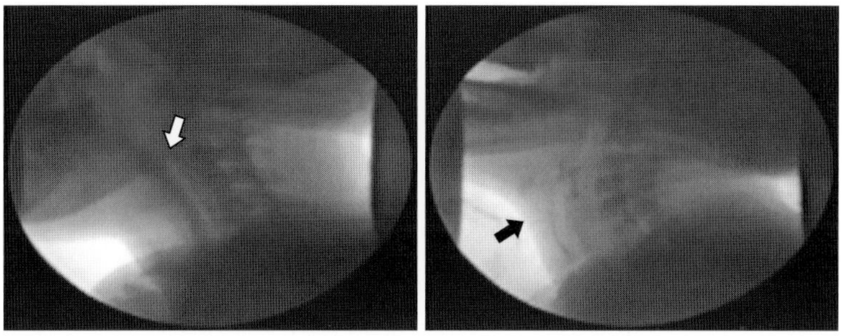

図15　頸部過伸展（後屈）で誤嚥する例（詳細 eラーニング参照）
・左は頸部中間位での嚥下反射中の静止画像．中咽頭から上部食道まで造影剤が連続しており，気道への迷入はない．
・右は同例の頸部過伸展の状態で，嚥下反射前の静止画像．気道前壁に造影剤が写っており，嚥下前誤嚥である．

▶Chapter 21　頸部過伸展（後屈）で誤嚥する例 → （eラーニング ▶ スライド24）

図15に頸部中間位では誤嚥をしないが，過伸展位で誤嚥する例を示す．

一般に頸部伸展は嚥下に不良であるが，定頸の不十分な小児はこのような姿勢を取りやすい．どの程度の伸展が許容できるかという視点でも評価が必要である．安楽な呼吸のために頸部伸展位が必要な場合があり，この場合は頸部中間位や前屈位を取らせることはできないので注意する．

▶Chapter 22　結果の解釈 → （eラーニング ▶ スライド25）

VFの結果をどのように考えるかについては，成人の場合よりも慎重にするべきである．

乳幼児は検者との意思疎通が困難であり，前述のような環境の影響を受けやすいので，実際の能力を反映していない場合も多いと考えられる．VFの画像のみで評価するのではなく，検査場面全体の雰囲気を加味（機嫌がよかったのか，悪かったのか，普段の様子と違うのであればどのように違い，それがどのように影響しそうなのか）して評価するのはいうまでもない．そして，得られたその所見に「VFの場面では誤嚥が認められるが，実際の生活での本人が慣れた環境で配慮された条件では誤嚥が生じない可能性」，あるいは，逆に「限られた量と時間でVFを行う場面では誤嚥が認められないが，実際の生活では誤嚥が生じている可能性」が，成人よりも大きくなるであろうことを理解して解釈しなければならない．

実際に直接訓練や経口摂食を行わせるかは，臨床所見，そのほかの検査所見を加えて総合的に判断する．誤嚥をみたらその誤嚥は患児にとって許容範囲であるか，条件を変えたら改善でき，その条件が実際の食事場面で再現できそうかどうかということが重要になる．

最後に，小児は常に成長する．成長すれば形態が変わり，機能が変化する．形態の成長に，機能の成長が追いつかなければ，嚥下機能は成長に伴い悪化することもありうる．このような可能性も念頭にいれ，適時適切に再検査を計画する．

Chapter 22の確認事項▶eラーニング スライド25対応

1 VFの結果のみで直接訓練や経口摂食の可否を判断しない．

2 成人よりも得られた所見の偽陽性あるいは偽陰性の可能性が大きいことを念頭において，臨床所見やその他の所見から総合的に判断する．

3 形態の成長と機能の成長が合致しない場合があり，成長にともない嚥下機能が悪化することもありえる．

文　献

1）日本摂食・嚥下リハビリテーション学会医療検討委員会：嚥下造影の標準的検査法（詳細版）．日摂食嚥下リハ会誌，8（1）：71-86，2004．

2）Muray J：Videofluoroscopic Examination. In Manual of Dysphagia Assessment in Adults. Singular, San Diego, pp.113-152, 1999.

3）大前由紀雄：評価と診断．よくわかる嚥下障害，第2版，藤島一郎編，永井書店，大阪，pp.93-109，2005．

4）馬場　尊：嚥下造影．摂食・嚥下リハビリテーション，第2版，才藤栄一，向井美惠監修，医歯薬出版，東京，pp.143-152，2007．

5）Inamoto Y, et al.：The effect of bolus viscosity on laryngeal closure in swallowing：kinematic analysis using 320-row area detector CT. Dysphagia, 28：33-42, 2013.

§11

重症度分類

e-learning

34 摂食嚥下障害臨床的重症度分類　摂食嚥下能力グレード／摂食嚥下状況のレベル

Lecturer ▶ 大野友久
浜松市リハビリテーション病院
えんげと声のセンター副センター長

学習目標 *Learning Goals*

- 臨床的重症度分類を行うことができる
- 摂食嚥下能力グレードと摂食嚥下状況のレベルの違いを理解する

▶Chapter 1 はじめに →（eラーニング▶スライド1）

摂食嚥下障害の重症度分類はこれまでいくつか考案されているが，ここではわが国で広く用いられている臨床的重症度分類と摂食嚥下能力グレード/摂食嚥下状況のレベルについて解説する．これらは過度に複雑でないため，患者の状態をチームで共用するときや，他医療機関と情報を共有するときにも便利である．

▶Chapter 2 摂食嚥下障害臨床的重症度分類（dysphagia severity scale；DSS）→（eラーニング▶スライド2, 3）

摂食嚥下障害臨床的重症度分類[1〜4)]はDSSと略され，7段階の順序尺度（順序をもつが等間隔ではない尺度のことであり，DSS1と2の差は，DSS2と3の差と等しくない）である．DSSは臨床的に重症度判定を行うため，嚥下造影や嚥下内視鏡検査が行えない医療機関でも判定可能であるが，そのような検査が行えれば判定の精度は向上する．DSSが決まれば，可能な食形態，経管栄養の有無，摂食嚥下訓練の必要性などの対応方法を知ることができる．

DSSは1～7まで7段階に分けられ，1が最重症，7が正常範囲である．臨床的に誤嚥のあるものは1から4の4段階に，誤嚥のないものは5から7の3段階に分けられる（**表1**）．

表1　DSS

分　類		定　義
誤嚥なし	7 正常範囲	臨床的に問題なし．
	6 軽度問題	主観的問題を含め何らかの軽度の問題がある．
	5 口腔問題	誤嚥はないが，主として口腔期障害により摂食に問題がある．
誤嚥あり	4 機会誤嚥	時々誤嚥する，もしくは咽頭残留が著明で臨床上誤嚥が疑われる．
	3 水分誤嚥	水分は誤嚥するが，工夫した食物は誤嚥しない．
	2 食物誤嚥	あらゆるものを誤嚥し嚥下できないが，呼吸状態は安定．
	1 唾液誤嚥	唾液を含めてすべてを誤嚥し，呼吸状態が不良．あるいは，嚥下反射が全く惹起されず，呼吸状態が不良．

参考 REFERENCE

評価尺度には名義尺度，順序尺度，間隔尺度，比率尺度がある．名義尺度は順序に意味がなく，対象を異なるグループに分類するときに用いる．たとえば脳血管障害を脳梗塞，脳出血，くも膜下出血に分類する尺度である．順序尺度は大小関係に意味があるが，等間隔ではない尺度であり，疾患の重症度分類などで頻用される．順序尺度を用いた評価を統計処理する場合には，通常ノンパラメトリック検定を用いる必要がある．間隔尺度は順序をもち，かつ等間隔な尺度であり，たとえば温度は20℃と30℃の差は40℃と50℃の差と等しいので間隔尺度になる．比率尺度は絶対0点が存在する間隔尺度であり，絶対温度，長さ，時間などが該当し，比をとることが可能である．

Chapter 2の確認事項▶eラーニング スライド2，3対応

1 DSSの評価尺度を理解する

▶Chapter 3 DSSと食事 → (eラーニング▶スライド4)

表2にはDSSに対応する食事を示した．DSS 7は常食可能であり，DSS 6では軟飯・軟菜食など軟らかめの食事を必要とすることが多い．DSS 5は咽頭期にはあまり障害はないため，咀嚼があまり必要でないもの，咽頭への送り込みが楽である食事が考慮される．DSS 4では各種の誤嚥防止方法が有効であるため食形態もさまざまであり，常食が可能な場合もある．DSS 3では水分に増粘剤が必要になる．DSS 1と2では経管栄養ないしは経静脈栄養が必要とされる．

Chapter 3の確認事項▶eラーニング スライド4対応

1 DSSの各尺度に応じた食事内容を理解する．

表2　DSSと食事

分類		食事
誤嚥なし	7 正常範囲	常食
	6 軽度問題	軟飯・軟菜食など 義歯・自助具の使用
	5 口腔問題	軟飯・軟菜食・ペースト食など 食事時間の延長，食事に指示・促しが必要，食べこぼし，口腔内残留が多い
誤嚥あり	4 機会誤嚥	嚥下障害食から常食 誤嚥防止方法が有効，水の誤嚥も防止可能，咽頭残留が多い場合も含む
	3 水分誤嚥	嚥下障害食，水分に増粘剤必要 水を誤嚥し誤嚥防止方法が無効
	2 食物誤嚥	経管栄養法
	1 唾液誤嚥	経管栄養法

表3　DSSと対応方法

分　類		経管栄養	直接訓練
誤嚥なし	7 正常範囲	不要	必要なし
	6 軽度問題	不要	ときに適応
	5 口腔問題	不要	一般医療機関や在宅で可能
誤嚥あり	4 機会誤嚥	ときに間欠的経管法の併用	一般医療機関や在宅で可能
	3 水分誤嚥	ときに間欠的経管法・胃瘻の併用	一般医療機関で可能
	2 食物誤嚥	長期に胃瘻の検討	専門医療機関で可能
	1 唾液誤嚥	胃瘻	困難

間接訓練はDSS 6以下のどのレベルにも適応あり

▶Chapter 4　DSSと対応方法 →（eラーニング▶スライド5）

表3にDSSの尺度ごとに対応を示した．DSS 1から3では胃瘻が検討される．DSS 5では原則経管栄養は不要であるが，経口摂取量が少ない，または他の医学的要因により経口摂取ができない場合は胃瘻が検討されることもある．直接訓練はDSS 7では必要ない．DSS 3から5では一般の医療機関で直接訓練が可能である．DSS 2は誤嚥のリスクが高いので，嚥下造影や嚥下内視鏡検査，さらには言語聴覚士による専門的な訓練が行える施設において初めて，食物の形態や体位などに注意して慎重に直接訓練が可能である．DSS 1では直接訓練は専門医療機関においても不可能である．間接訓練はDSS 6以下のすべてのレベルに適応がある．

Chapter 4の確認事項▶eラーニング スライド5対応

1 DSS各尺度ごとの対応方法を理解する．

▶Chapter 5　DSSの判定 →（eラーニング▶スライド6）

DSSの判定にはまず，臨床的に誤嚥があるかないかを判断する．誤嚥なしと判断すれば，DSSは5以上となる．高齢者に多い義歯の問題ではDSS 6となる．先行期，準備期，口腔期中心の障害はDSS 5である．臨床的に誤嚥が疑われる場合にはDSSは4以下となる．味噌汁のような固形物と液体の混合物で誤嚥が疑われるのはDSS 4，水分摂取で誤嚥が疑われる場合はDSS 3である．DSS 1と2では固形食でも誤嚥を認めるが，DSS 2では医学的には安定している．DSS 1は常に唾液も誤嚥していると考えられ，医学的にも安定していない．

Chapter 5の確認事項▶eラーニング スライド6対応

1 DSSの判定の仕方を理解する．

表4　摂食状況スケール

*　食物形態や体位など摂食時の工夫

**　医学的安定性：誤嚥性肺炎，窒息，脱水，低栄養について1～2か月にわたって問題ないこと

I．摂食状況
5：経口調整不要*
4：経口調整要*
3：経口>経管
2：経口<経管
1：経管
I．医学的安定性**
A：安定
B：不安定

▶Chapter 6　摂食状況スケール（表4）→（eラーニング▶スライド7）

DSSは症例の重症度の評価であるので，実際にどのような食事を行っているかは反映しない．すなわち，実際の評価の場合，「水分誤嚥であるが常食を食べていて問題だ」とか，「軽度問題であるのに経管栄養を行っている」ということがある．したがって，重症度の評価とは別に，実際の食事の状況を評価する必要がある．このために摂食状況スケールがある．これは食事が調整食であるか，経口摂食と経管栄養のカロリー量の比較で評価する手法であり，概念的にも理解しやすい．さらに，重症度に見合った摂食状況でなければ，医学的な問題を生じる．このような状況にあるかどうかを記載するものが医学的安定性の項目である．

Chapter 6の確認事項▶**eラーニング スライド7対応**

1 DSSと摂食状況スケールがもつ意味を理解する．

▶Chapter 7　摂食嚥下能力グレード/摂食嚥下状況のレベル →（eラーニング▶スライド8）

摂食嚥下能力グレード[5, 6]は患者の摂食嚥下の「できる」能力を評価し，摂食嚥下状況のレベル[7～9]は実際に「している」状況を評価する．摂食嚥下能力と状況が一致していれば，グレードとレベルは同一になるよう設定されているが，現実には患者以外の要因により，レベルがグレードと一致しないことも珍しくはない．

Chapter 7の確認事項▶**eラーニング スライド8対応**

1 「摂食嚥下能力グレード」と「摂食嚥下状況のレベル」の意味するものを理解する．

▶Chapter 8　摂食嚥下能力グレード →（eラーニング▶スライド9）

摂食嚥下能力グレードは10段階の順序尺度であり，グレード1が最重症，10が正常である．グレード1から3は食事としての経口摂取は不可であり，グレード4は楽しみとしての経口摂取，グレード5以上で初めて1食以上の経口摂取が可能になる（**表5**）．グレード7以上では補助栄養が必要なくなる．摂食介助が必要なときはAをつけて，たとえば7Aのように表示する．

表5　摂食嚥下能力グレード（藤島，1993.[6]）

Ⅰ 重症 経口不可	1　嚥下困難または不能，嚥下訓練適応なし
	2　基礎的嚥下訓練だけの適応あり
	3　条件が整えば誤嚥は減り，摂食訓練が可能
Ⅱ 中等症 経口と補助栄養	4　楽しみとしての摂食は可能
	5　一部（1～2食）経口摂取
	6　3食経口摂取プラス補助栄養
Ⅲ 軽症 経口のみ	7　嚥下食で，3食とも経口摂取
	8　特別に嚥下しにくい食品を除き，3食経口摂取
	9　常食の経口摂食可能，臨床的観察と指導を要する
Ⅳ 正常	10　正常の摂食・嚥下能力

摂食介助が必要なときはA（assistの略）をつける

表6　摂食嚥下状況のレベル（藤島，大野，2006.[7]）

摂食嚥下障害を示唆する何らかの問題あり	経口摂取なし	1　嚥下訓練を行っていない
		2　食物を用いない嚥下訓練を行っている
		3　ごく少量の食物を用いた嚥下訓練を行っている
	経口摂取と代替栄養	4　1食分未満の（楽しみレベルの）嚥下食を経口摂取しているが，代替栄養が主体
		5　1～2食の嚥下食を経口摂取しているが，代替栄養も行っている
		6　3食の嚥下食経口摂取が主体で，不足分の代替栄養を行っている
	経口摂取のみ	7　3食の嚥下食を経口摂取している．代替栄養は行っていない
		8　特別に食べにくいものを除いて，3食を経口摂取している
		9　食物の制限はなく，3食を経口摂取している
		10　摂食嚥下障害に関する問題なし（正常）

Chapter 8の確認事項▶**eラーニング スライド9対応**

1 摂食嚥下能力グレードの定義を理解する．

Chapter 9　摂食嚥下状況のレベル →（eラーニング▶**スライド10**）

摂食嚥下状況のレベルは10段階の順序尺度であり，レベル1が最重症，10が正常である．レベル1から3は食事としての経口摂取は行っていない（**表6**）．レベル4から6は代替栄養が必要，レベル7以上では3食経口摂取しており代替栄養は不要の状態である．

Chapter 9の確認事項▶eラーニング スライド10対応

1 摂食嚥下状況のレベルの定義を理解する.

▶Chapter 10 摂食嚥下能力グレード/摂食嚥下状況のレベルの判定

→ (eラーニング▶スライド11)

摂食嚥下能力グレード2では基礎的嚥下訓練，すなわち間接訓練のみが可能であり，グレード3以上では摂食訓練すなわち直接訓練が開始可能である．摂食嚥下状況のレベル3では訓練としての経口摂取は行うが，食事としての経口摂取は行っていない．レベル9とレベル10の違いは摂食嚥下障害を示唆する何らかの問題があるかないかである．

Chapter 10の確認事項▶eラーニング スライド11対応

1 摂食嚥下能力グレード/摂食嚥下状況のレベルの判定方法を理解する.

文 献

1) 才藤栄一：平成11年度厚生科学研究費補助金(長寿科学総合研究事業)「摂食・嚥下障害の治療・対応に関する統合的研究」総括研究報告書．摂食・嚥下障害の治療・対応に関する統合的研究．平成11年度厚生科学研究費補助金研究報告書，pp. 1-17，1999.
2) 馬場尊，才藤栄一：摂食・嚥下障害に対するリハビリテーションの適応．臨床リハ，9(9)：857-863，2000.
3) 才藤栄一：摂食・嚥下障害の治療戦略．リハ医学，41(6)：404-408，2004.
4) 加賀谷　斉，岡田澄子，才藤栄一：摂食・嚥下障害のリハビリテーション．呼吸器科，10(3)：230-236，2006.
5) 藤島一郎：脳卒中の摂食・嚥下障害，医歯薬出版，東京，p.72，1993.
6) 藤島一郎，高橋博達：摂食訓練の展開．総合リハ，32(3)：257-260，2004.
7) 藤島一郎，大野友久，高橋博達，ほか：「摂食・嚥下状況のレベル評価」簡単な摂食・嚥下評価尺度の開発．リハ医学，43：S249，2006.
8) Kunieda K, Ohno T, Fujishima I, et al.：Reliability and validity of a tool to measure the severity of dysphagia：the food intake level scale. Journal of Pain and Symptom Management, 46(2)：201-206, 2013.
9) 藤島一郎：チームアプローチの重要性．摂食・嚥下リハビリテーション，第2版，才藤栄一，向井美惠 監修，医歯薬出版，東京，pp.114-116，2007.

索　引

ま

や

ら

わ

欧文

日本摂食嚥下リハビリテーション学会
eラーニング対応
第3分野 摂食嚥下障害の評価Ver. 3

ISBN978-4-263-44895-3

2011年 1 月10日　第1版第1刷発行
2013年 4 月10日　第1版第2刷発行
2016年 1 月25日　第2版第1刷発行
2020年 6 月25日　第3版第1刷発行

編　集　日本摂食嚥下リハビリ
　　　　テーション学会
発行者　白　石　泰　夫
発行所　**医歯薬出版株式会社**
〒113-8612　東京都文京区本駒込1-7-10
TEL.(03) 5395-7638(編集)・7630(販売)
FAX.(03) 5395-7639(編集)・7633(販売)
https://www.ishiyaku.co.jp/
郵便振替番号 00190-5-13816

乱丁，落丁の際はお取り替えいたします.　印刷・真興社／製本・明光社